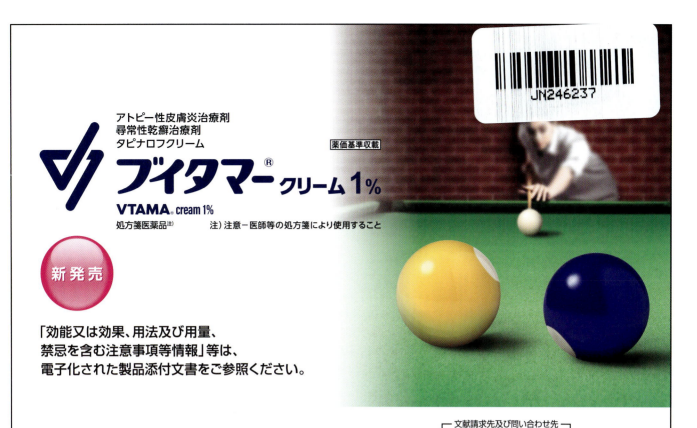

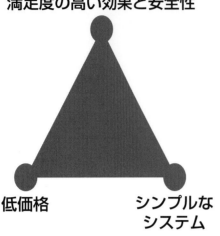

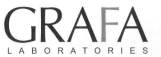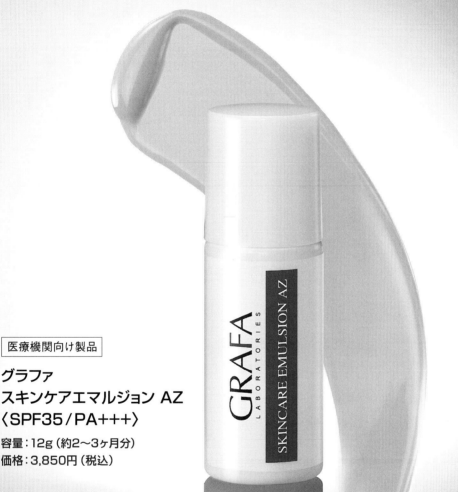

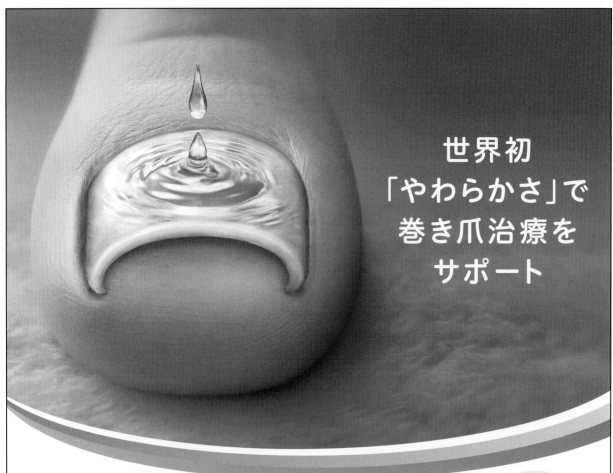

世界初
「やわらかさ」で
巻き爪治療を
サポート

巻き爪治療用剤

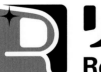

リネイル® ゲル10%
Renail® Gel：アセチルシステイン ゲル

薬価基準未収載

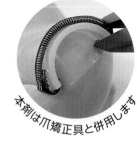

本剤は爪矯正具と併用します

2. 禁忌（次の患者には投与しないこと）
本剤の成分に対し過敏症の既往歴のある患者

4. 効能・効果
巻き爪矯正の補助

5. 効能・効果に関連する注意
5.1 本剤は、医療機器である爪矯正具と併用すること。また、併用する爪矯正具の使用方法等は、当該医療機器の電子添文を参照すること。
5.2 本剤は皮膚刺激性を有するため、爪周囲の炎症の有無を確認し、本剤の使用の可否を慎重に判断すること。
5.3 脆弱化した爪は破損のおそれがあるため、爪の状態を確認し、本剤の使用の可否を慎重に判断すること。

6. 用法・用量
巻き爪に爪矯正具を装着後、爪甲全体に適量を塗布し、約24時間後に水又は湯で洗い流す。

7. 用法・用量に関連する注意
本剤は皮膚刺激性を有するため、塗布部周囲の皮膚等に付着しないよう、テープ等を使用し皮膚を保護すること。[14.1.4、17.3.1参照]

9. 特定の背景を有する患者に関する注意

9.7 小児等
12歳未満の小児等を対象とした臨床試験は実施していない。

11. 副作用
次の副作用があらわれることがあるので、観察を十分に行い、異常が認められた場合には使用を中止するなど適切な処置を行うこと。

11.2 その他の副作用

	5%未満
皮膚	疼痛[注]

注）本剤、爪矯正具ともに関連あり。

25. 保険給付上の注意
本剤は保険給付の対象とならない（薬価基準未収載）。

● その他の注意事項等情報については電子添文をご参照ください。

〔文献請求先・製品情報に関するお問い合わせ先〕
マルホ株式会社　製品情報センター　TEL 0120-12-2834
〔販売情報提供活動に関するご意見〕
マルホ株式会社　製品情報センター　TEL 0120-12-3821

製造販売　maruho マルホ株式会社
大阪市北区中津1-5-22

2023年3月作成

CONTENTS

特集

395 エクリン汗腺のひみつ
責任編集 室田 浩之

総論

397 エクリン汗腺のひみつ
シナリオ：室田 浩之，マンガ：梅屋敷 ミタ

Part1. エクリン汗腺とその環境のひみつ

総説 1
403 エクリン汗腺の構造と動きのひみつ
原 武史

総説 2
408 エクリン汗腺に関わる神経のひみつ
中里 良彦

総説 3
412 エクリン汗腺と心のひみつ
朝比奈 正人

総説 4
416 体温調節発汗の加齢性変化
—生涯を通じた発汗機能のレビュー
羅 勝鉉，李 惠眞，朴 兌桓，金 眞，丁 榮鉉，車 明勳，李 丁範，
室田 浩之

Part2. 身近な臨床に潜むエクリン汗腺のひみつ

総説 5
425 汗の質や色調の異常
—色汗症，血汗症，sticky palm
村山 直也，室田 浩之

総説 6
430 汗疱・異汗性湿疹のひみつ
—汗疱の病態メカニズムを解説する
村上 正基

case 1
435 コリン性蕁麻疹に対する発汗負荷が発症に関与したと考えられた eruptive syringoma-like eruption
水川 良子

case 2
437 汗疹のひみつ
村山 千秋，室田 浩之

羅針盤

395 "ひみつ"を解き明かす
室田 浩之

case 3
439 エクリン汗腺と尋常性疣贅のひみつ
江川 清文

case 4
441 続発性多汗症のピットフォール
—Frey 症候群の治療経験
大嶋 雄一郎

Part3. エクリン汗腺の関わる難病のひみつ

総説 7
443 EDAR シグナル（低汗性外胚葉形成不全症）のひみつ
下村 裕

総説 8
445 肥厚性皮膚骨膜症と多汗症のメカニズム
野村 尚史

case 5
450 先天性無痛無汗症
久保田 雅也

case 6
452 特発性後天性全身性無汗症のエクリン汗腺
藤田 真依子，飯田 忠恒，内田 千恵，沖山 奈緒子

case 7
454 Fabry 病の皮膚病変
—発汗異常とエクリン汗腺
金田 眞理

column 1
456 エクリン汗腺と嗅覚受容体
村山 直也

column 2
457 先天性無歯症の欠如歯を再生する新規抗体医薬品の開発 —無汗性外胚葉形成不全症の先天性無歯症治療に向けて
髙橋 克

column 3
458 汗アレルギーの正体
高萩 俊輔

Visual Dermatology

CONTENTS 2

連載

461 Your Diagnosis?
5月号の出題：遠藤 雄一郎
3月号の解答：佐藤 友隆

467 即答組織診断！（209）
常深 祐一郎

471 研修医のための皮膚病理診断 Lesson（14）
斎田 俊明

エッセイ＆コラム

市場を歩く
424 ㉗ ソウル　広蔵市場
金子 健彦

Photo Essay
476 278 オレンジ色の香り
塚谷 裕一

information・投書

478 バックナンバー
479 次号予告・編集協力者一覧
480 Editor's Sketchbook・広告索引

※ 投稿規定は下記 URL よりご覧いただけます。
https://gakken-mesh.jp/html/pc/pdf/contribution-vid.pdf

■編集委員長
門野 岳史（聖マリアンナ医科大学医学部皮膚科教授）
Takafumi, KADONO

■名誉編集顧問
大原 國章
Kuniaki, OHARA

■編集顧問
大槻 マミ太郎　　松永 佳世子
Mamitaro, OHTSUKI　Kayoko, MATSUNAGA
江藤 隆史　　　　塩原 哲夫
Takafumi, ETOH　　Tetsuo, SHIOHARA

■編集委員
椛島 健治（京都大学大学院医学研究科・医学部皮膚科学教授）
Kenji, KABASHIMA
安部 正敏（医療法人社団廣仁会 札幌皮膚科クリニック院長）
Masatoshi, ABE
多田 弥生（帝京大学医学部皮膚科教授）
Yayoi, TADA
室田 浩之（長崎大学大学院医歯薬学総合研究科皮膚病態学教授）
Hiroyuki, MUROTA

本書に記載されている内容は，出版時の最新情報に基づくとともに，臨床例をもとに正確かつ普遍化すべく，著者，編者，監修者，編集委員ならびに出版社それぞれが最善の努力をしております。しかし，本書の記載内容によりトラブルや損害，不測の事故等が生じた場合，著者，編者，監修者，編集委員ならびに出版社は，その責を負いかねます。
また，本書に記載されている医薬品や機器等の使用にあたっては，常に最新の各々の添付文書（電子添文）や取り扱い説明書を参照のうえ，適応や使用方法等をご確認ください．

株式会社 Gakken

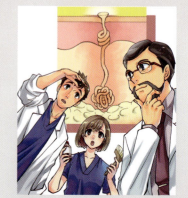

表紙＆本文フォーマットデザイン：花本浩一
表紙イラスト：梅屋敷ミタ

Visual Dermatology（J Visual Dermatol）
May 2025
Vol.24 No.5

Published Monthly by Gakken Inc., Tokyo
2-11-8, Nishi-Gotanda, Shinagawa-ku, Tokyo 141-8416, Japan
tel. +81-36431-1234
fax. +81-36431-1214
gmesh-info@gakken.co.jp

© Gakken
Reproduction of any materials appearing in this journal is forbidden without prior written consent of the publisher.

特集

エクリン汗腺のひみつ

"ひみつ"を解き明かす

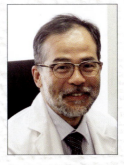

室田 浩之
Murota Hiroyuki
長崎大学大学院医歯薬学総合研究科皮膚病態学分野 教授

ヒトの皮膚には，実にハイスペックな濾過器官であるエクリン汗腺が備わっています．にもかかわらず，エクリン汗腺は医学の歴史のなかで長い間，"ひみつのヴェール"に包まれてきました．

発汗は古代から医学における重要な関心事であり，ヒポクラテスの時代にはすでに皮膚から蒸気が排出されることが知られていました．ガレノスは，不感蒸泄が全身から一様に放出される現象であることを指摘しています．17世紀にはサントリオが天秤を用いて，この不感蒸泄を驚くほど定量的に測定し，その観察を30年にもわたって継続しました．これにより，後の研究者たちに大きな影響を与えました．しかし，不感蒸泄が何に由来するのかについては，その後1世紀もの間，謎のままでした．

1833年，プルキンエによるエクリン汗腺の発見を契機に，不感蒸泄と発汗は密接に結びつくようになります．その後，久野 寧先生，佐藤賢三先生らが発汗とエクリン汗腺の研究において世界をリードし，医学的重要性やエクリン汗腺の詳細な機能解析，さらにそれに基づく皮膚研究や観察法の開発に貢献されました．その成果として，発汗の生理学的・社会的意義に対する理解が深まったのです．

私自身は2010年ごろから発汗とエクリン汗腺の研究に携わってきました．そのなかで学んだのは，汗の問題は単に「出る／出ない」だけでなく，"どんな（成分の）汗"を，"どこに"，"いつ"かくのかを考えることの重要性です．腎臓という，機能的に似た器官では，尿をとおして身体の健康状態を把握することができます．同じように汗を診療にうまく活かすことができれば，医療の質もさらに向上するはずです．

ヒトだけに備わったエクリン汗腺は，もはや"皮膚付属器"という枠に収まる存在ではありません．むしろ，皮膚に内在しながらも自律的に機能する「独立器官」として再定義されるべきだと私は考えています．

近年，エクリン汗腺の解剖学的特徴や機能に関する理解が着実に深まりつつあり，その"ひみつ"が少しずつ解き明かされてきています．

本特集号のタイトル「エクリン汗腺のひみつ」は，私たちの世代にとって親しみのある学研の『ひみつシリーズ』へのオマージュとして名づけました．このような企画を快くご承認くださった門野編集委員長をはじめとする編集委員の皆様，Gakkenの皆様に心より御礼申し上げます．

冒頭に漫画という形を取り入れたことについては，賛否が分かれるかもしれませんが，文字では伝えにくい驚きや関心，興味を表現するために漫画家・梅屋敷ミタさんにご協力いただきました．梅屋敷さんはその想いを見事に汲み取ってくださいました．

一人でも多くの方に，エクリン汗腺のすごさが伝われば幸いです．

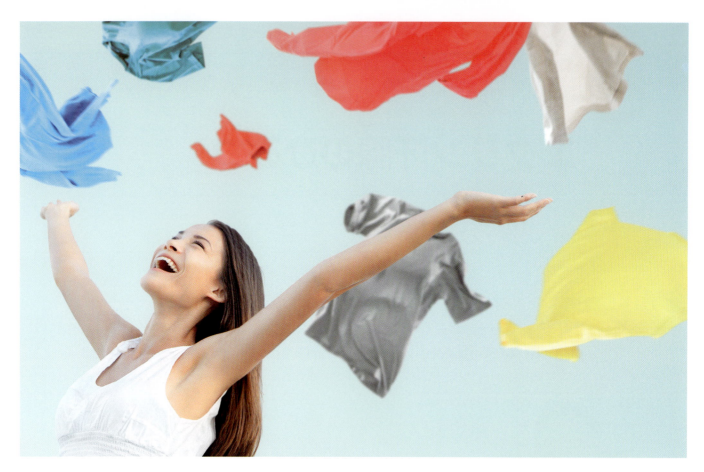

原発性腋窩多汗症治療剤　薬価基準収載

エクロック®ゲル 5%
ソフピロニウム臭化物ゲル　ECCLOCK® gel

処方箋医薬品（注意―医師等の処方箋により使用すること）

2. 禁忌（次の患者には投与しないこと）
2.1 閉塞隅角緑内障の患者［抗コリン作用により眼圧が上昇し、症状を悪化させることがある。］
2.2 前立腺肥大による排尿障害がある患者［抗コリン作用により、尿閉を誘発することがある。］［9.1.1参照］
2.3 本剤の成分に対し過敏症の既往歴のある患者

4. 効能又は効果
原発性腋窩多汗症

6. 用法及び用量
1日1回、適量を腋窩に塗布する。

9. 特定の背景を有する患者に関する注意（抜粋）
9.1 合併症・既往歴等のある患者
9.1.1 前立腺肥大症（排尿障害がある場合を除く）の患者
抗コリン作用により排尿障害が発現する可能性がある。当該患者は臨床試験では除外されている。［2.2参照］
9.1.2 塗布部位に創傷や湿疹・皮膚炎等がみられる患者
使用しないことが望ましい。体内移行量が増加し、抗コリン作用に基づく副作用（散瞳、口渇等）があらわれやすくなることがある。

11. 副作用
次の副作用があらわれることがあるので、観察を十分に行い、異常が認められた場合には投与を中止するなど適切な処置を行うこと。

11.2 その他の副作用

	1%以上	1%未満
適用部位	皮膚炎（6.4%）、紅斑（5.7%）、そう痒感、湿疹、刺激感注)	汗疹
眼		散瞳、霧視注)
消化器	口渇	
泌尿器	排尿障害注)	
その他		ALT増加、AST増加、γ-GTP増加、好酸球百分率増加、代償性発汗注)

注) 発現頻度は長期投与試験の結果に基づく。

21. 承認条件
医薬品リスク管理計画を策定の上、適切に実施すること。

25. 保険給付上の注意
本製剤の効能又は効果は「原発性腋窩多汗症」であることから、原発性腋窩多汗症の確定診断が行われた場合にのみ投与すること。
また、本製剤の投与開始に当たっては、多汗症疾患重症度評価尺度（HDSS）を診療報酬明細書の摘要欄に記載すること。

● その他の注意事項等情報については電子化された添付文書をご参照ください。

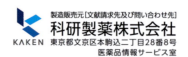

製造販売元［文献請求先及び問い合わせ先］
科研製薬株式会社
東京都文京区本駒込二丁目28番8号
医薬品情報サービス室

2023年5月作成
ECGB05

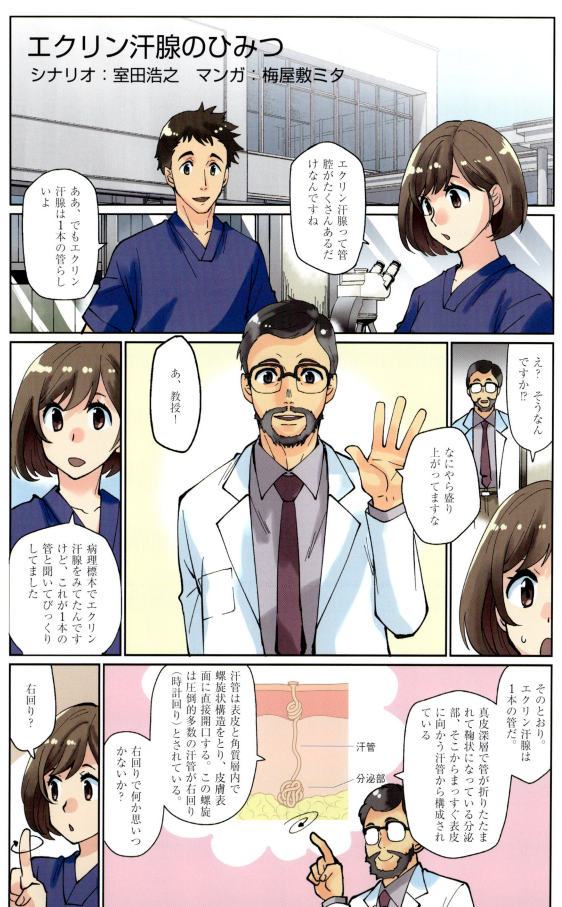

特集 エクリン汗腺のひみつ

総論　エクリン汗腺のひみつ

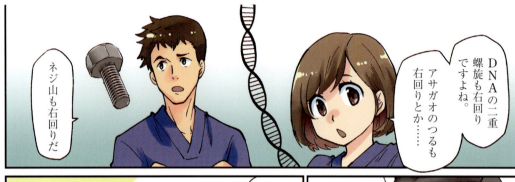

DNAの二重螺旋も右回りですよね。アサガオのつるも右回りとか……

ネジ山も右回りだ

そう、右回りのひみつはまだわかっていないんだ

その汗管なんだが、構造としては二重立方上皮で、

汗管の内腔細胞の内腔側は電子顕微鏡でみるとトノフィラメントの密な層があり、

汗管の構造
クチクラ様構造

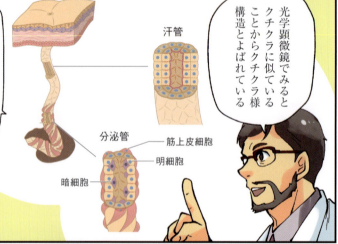

光学顕微鏡でみるとクチクラに似ていることからクチクラ様構造とよばれている

汗管
分泌管
筋上皮細胞
明細胞
暗細胞

分泌部は主に汗の分泌を担う明細胞、糖蛋白を分泌すると考えられている暗細胞による分泌管と、その周囲に位置する筋上皮細胞で構成される。

2014年に世界初の皮膚内でのエクリン汗腺の動きが二光子顕微鏡で観察され、2017年にエクリン汗腺の3D構造が示され、飛躍的に理解が進んだよ

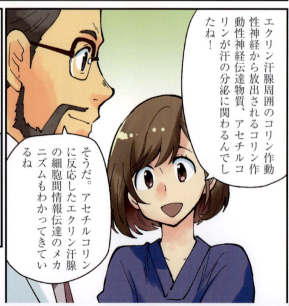

エクリン汗腺周囲のコリン作動性神経から放出されるコリン作動性神経伝達物質、アセチルコリンが汗の分泌に関わるんでしたね！

そうだ。アセチルコリンに反応したエクリン汗腺の細胞間情報伝達のメカニズムもわかってきているね

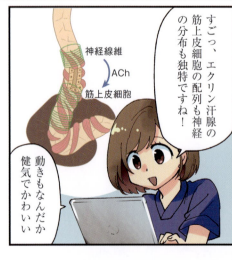

神経線維
ACh
筋上皮細胞

すごっ、エクリン汗腺の筋上皮細胞の配列も神経の分布も独特ですね！動きもなんだか健気でかわいい

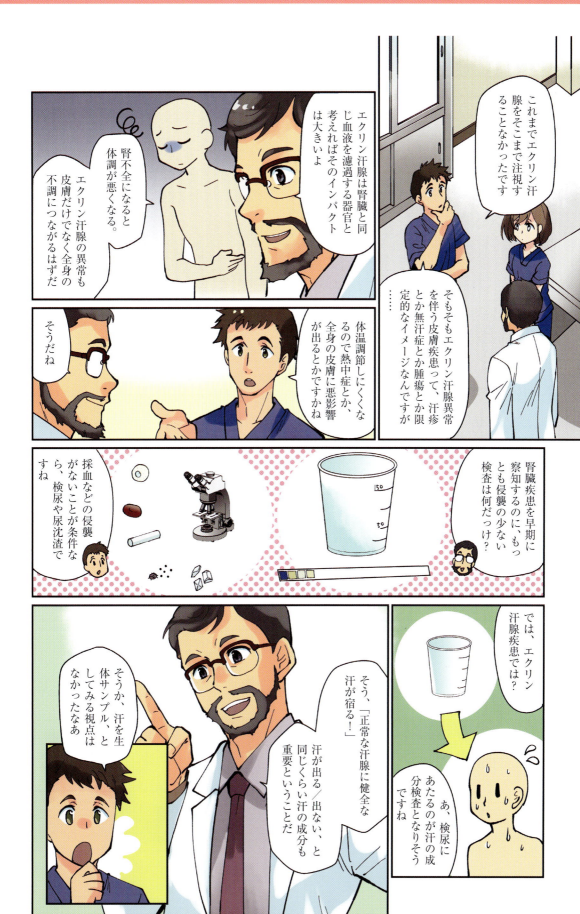

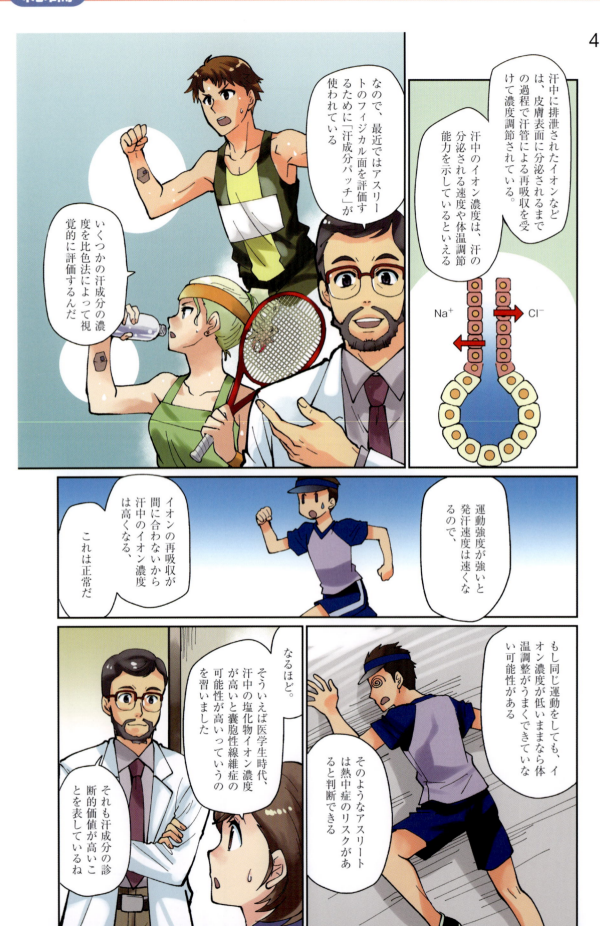

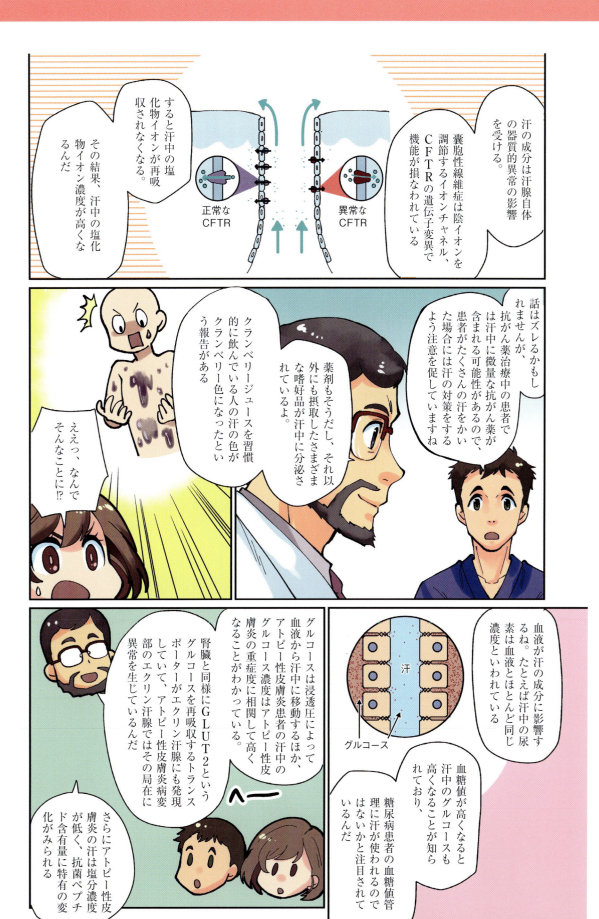

特集 エクリン汗腺のひみつ

総論　エクリン汗腺のひみつ

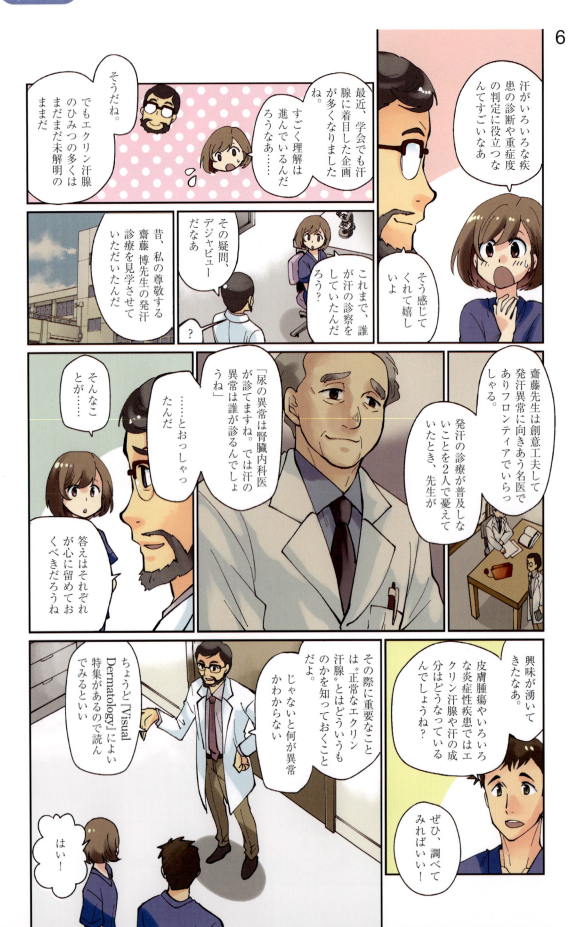

特集 エクリン汗腺のひみつ

総説 ① Part1. エクリン汗腺とその環境のひみつ

J Visual Dermatol 24: 403-407, 2025

エクリン汗腺の構造と動きのひみつ

原　武史

Key words エクリン汗腺，分泌管，アクチン，筋上皮細胞，ギャップジャンクション

ここがポイント！

① エクリン汗腺は，導管と分泌管から構成される．

② 分泌管は，内側に管腔細胞があり，その周囲に筋上皮細胞が巻き付いた構造をとる．

③ 筋上皮細胞にあるギャップジャンクションを介して，分泌管は収縮運動する．

④ 分泌管内に蓄積された汗が，分泌管の収縮運動によって皮膚表面へと押し出され，発汗する．

■はじめに

　エクリン汗腺はほぼ全身の体表面に分布し，主に水分と電解質からなる低張性の汗を分泌する．これまでエクリン汗腺内での汗生成の過程に関してはさまざまな文献などで解説されているが，生成された汗をエクリン汗腺がどのように皮膚表面へと発汗しているか，という発汗機構に関する報告はなかった．そこで筆者らは，ヒト皮膚から直接採取したエクリン汗腺を顕微鏡下で観察し，エクリン汗腺の 3D 構造や動態を解明してきた．本項では，その一部について紹介する．

■エクリン汗腺の構造

　マウスの汗腺は掌蹠のみに存在し，滑り止めの機能をもつ．一方，ヒトの汗腺は全身に存在し，主に体温調節の役割をもつことが知られ，それぞれの機能は異なる．そのため，ヒトにおける汗腺の構造や機能を理解するうえでは，ヒトの皮膚組織からエクリン汗腺を採取し，その細胞骨格を観察することが重要である．筆者らは，まずはじめに手術後に得られた余剰皮膚から採取したエクリン汗腺をホールマウント免疫組織化学染色し，顕微鏡下で動態観察する方法を確立した（図1）[1]．エクリン汗腺は，表皮から真皮層へ直線状に伸び，途中から曲線で絡まったコイル構造をとっている．コイル構造領域において，管は立体的に頻繁に折れ曲がった構造をとり，管

同士が密接しコンパクトなコイル構造を形成していた．その直線状の管を導管，コイル構造領域の管を分泌管とよぶ．

1）エクリン汗腺のコイル構造領域の細胞骨格

　複雑なコイル構造を立体的に構成するタンパク質の発現や配向などの詳細な構造は今まで明らかになっていなかった．そこで，相互排他的に識別できるマーカーを選定し，免疫組織化学染色にてエクリン汗腺のコイル構造領域の細胞骨格を確認した[2]．導管の管腔細胞はS100P，基底層細胞は S100A2 で染色され，一方，分泌管の管腔細胞は Keratin 8，それを取り巻く筋上皮細胞は a-SMA で染色された（図2）．続いて，F-アクチンの染色を行い，細胞骨格を解析した．その結果，形状の異なる 2 つの細胞によって導管と分泌管が形成されていることがわかった（図3a, b）[1, 2]．導管は立方状の基底層ならびに管腔細胞が整列した構造をとっており，管自体はシンプルに折れ曲がっていた．一方，分泌管は非常に伸長したアクチンが管の長軸方向に沿って捻れるように配列しており，管自体も捻れた構造を呈していた．また，導管から分泌管へ切り替わる領域では，アクチン線維の構造も伸長した形状に変化しており，核の形状も導管部では四角状であったものが，長方形状に変形していた（図3c）[1, 2]．管の長軸方向にアクチンが配向していることから，分泌管は筋組織のように収縮することが示唆された．

特集 エクリン汗腺のひみつ

総説 1 エクリン汗腺の構造と動きのひみつ

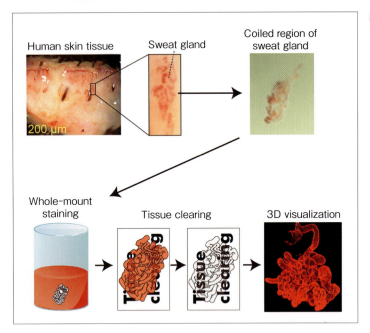

図1 ヒト皮膚からのエクリン汗腺の採取と観察（文献1より改変，転載）

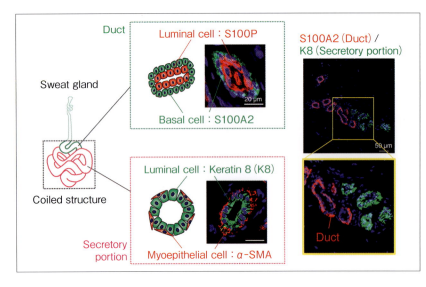

図2 エクリン汗腺の分泌管の細胞骨格

2）エクリン汗腺の収縮運動

　ヒト皮膚組織から採取した汗腺にアセチルコリンの誘導体であるピロカルピンを添加することで汗腺の動態を確認した[3]．エクリン汗腺の一部がピロカルピン刺激によって収縮し，また元の形状に戻ろうとする動きが観察された（図4a）[2]．さらに，取得した汗腺収縮の動画から，分泌管と導管の管内体積の時間変化を解析した．その結果，ピロカルピン刺激により分泌管（緑色）が膨れた後，すぐに中心に近い導管（青色）が膨らみ，末端の導管（ピンク色）が大きくなるという現象が確認された（図4b, c）[2]．これは，分泌管に溜まった汗が分泌管の収縮運動によって上部の導管へと押し上げられて，最終的に表皮へと分泌されることを示唆している．

　必要量の汗を蓄積するためには，分泌管はある一定量の長さ（体積）が必要である．しかしながら，表皮へと発汗させるには，皮膚の奥深い下層に直線状に管が存在するのは発汗効率が悪い．そのため，分泌管は捻れた構造をとりコンパクトにまとまることで，体積を確保するだけでなく，効率よく収縮できる状態になっていると考えられる．

■ エクリン汗腺の収縮機構

1）エクリン汗腺上のギャップジャンクション

　ギャップジャンクションとは，細胞膜を貫通し，細胞

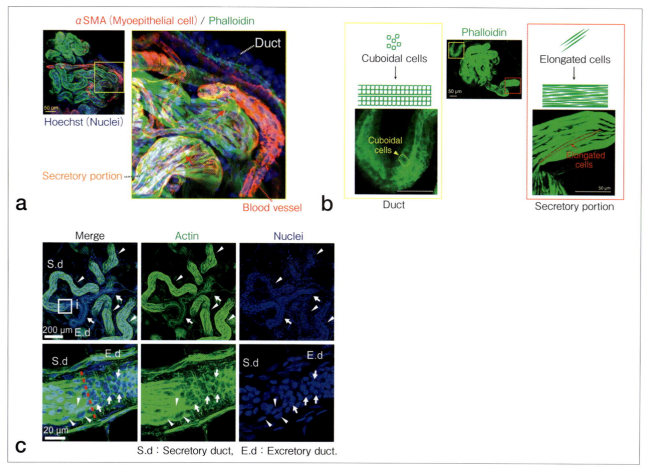

図3 エクリン汗腺の三次元構造（文献1, 2より改変, 転載）
(a) エクリン汗腺の免疫組織化学染色.
(b) アクチン細胞骨格の違い.
(c) 導管と分泌管の境界線上での細胞形態.

間で直接物質の移動や電気的な信号の伝達を可能にする特別な構造である．ギャップジャンクションにより結合した細胞間ではイオンや小さな分子量の物質移動が可能となる．ギャップジャンクションはコネキシン（connexin：Cx）とよばれる複数タンパク質からなるチャネル複合体である．自律神経系による無意識の制御に加えて，一部の平滑筋細胞は機能的なクラスターとして協調して作動するために，ギャップジャンクションを介して電気的に連結されている．それにより，興奮が単一の平滑筋細胞間で迅速に広がり，分節的な収縮をひきおこす．心筋細胞の収縮の同期には，心筋細胞と心筋細胞がギャップジャンクションを通じてつながっていることが必要である．筆者らは分泌管の筋上皮細胞上のギャップジャンクションの存在を確認するために，分泌管の筋上皮細胞におけるCxの発現を確認した[3, 4]．qRT-PCR解析により，汗腺の筋上皮細胞にはCx31，Cx37，Cx43，Cx45が多く発現していることが明らかとなった（図5a, b）[2]．筋上皮細胞で発現が確認されたCxの抗体とα-SMA（筋上皮細胞のマーカー）を用いて，汗腺の免疫蛍光染色を行ったところ，Cx43とCx45がα-SMA陽性の筋上皮細胞上にドット状で検出された（図5c）．しかし，他のCx（Cx31やCx37など）については，筋上皮細胞内でドット状のシグナルは検出されなかった．とくに，Cx43は筋上皮細胞間に小さなドットとして頻繁に局在していることがわかった．

2) ギャップジャンクションを介したエクリン汗腺の収縮運動

エクリン汗腺の収縮に対するギャップジャンクションの関与を検証するために，ギャップジャンクション阻害薬であるカルベノキソロン（CBX）によるエクリン汗腺の収縮運動の確認を行った．CBXの添加有無での，ピロカルピン刺激後の分泌管を構成する細胞核の動きを定

特集 エクリン汗腺のひみつ

総説 1 エクリン汗腺の構造と動きのひみつ

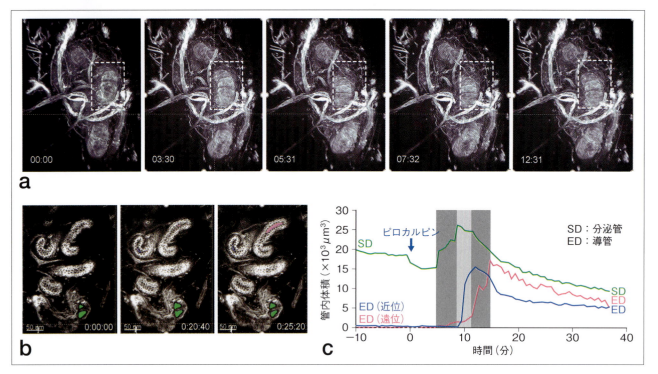

図4 エクリン汗腺の収縮（文献2より改変，転載）
（a）エクリン汗腺の分泌管の収縮の様子．
（b）分泌管から導管への汗の移動の様子．
（c）分泌管から導管への管内体積の変動．

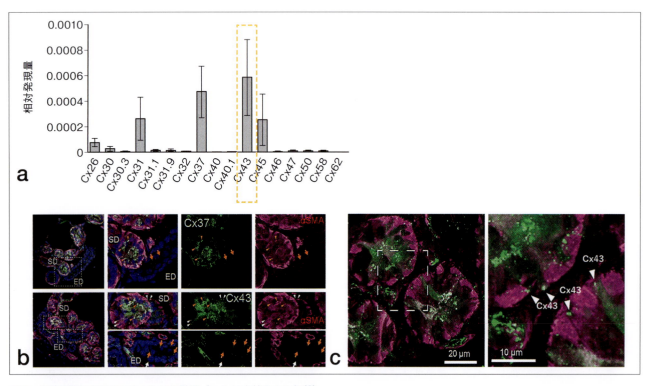

図5 汗腺細胞におけるコネキシンの発現（a, bは文献2より転載）
（a）筋上皮細胞のコネキシンの発現量．
（b）汗腺に分布するコネキシンの免疫組織化学染色．
（c）筋上皮細胞上に発現しているCx43．

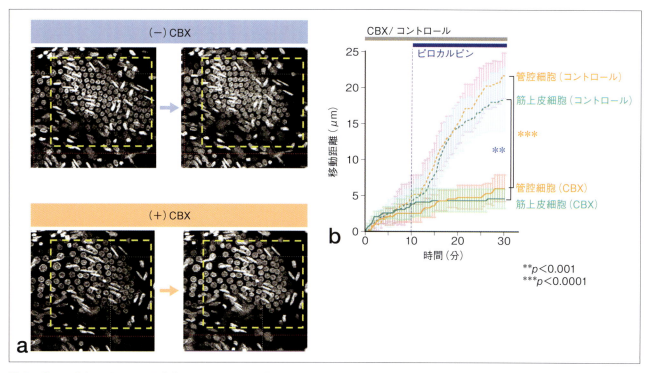

図6 ギャップジャンクション阻害薬によるエクリン汗腺の収縮抑制（bは文献2より転載）
(a) カルベノキソロン（CBX）による分泌管細胞の収縮抑制の様子．
(b) CBXによる分泌管細胞の移動距離の抑制．

量した[3,4]．CBXをあらかじめヒト汗腺に添加した場合，ピロカルピン刺激をしても細胞核はほとんど動かないことが明らかとなった（図6a, b[2]）．また，筆者らは筋上皮細胞上に多く発現していたCx43を特異的に阻害するGap27という合成ペプチドを用いても，CBXと同様にヒト汗腺の動きが抑制される結果を得た．これらの結果から，ギャップジャンクションを介した筋上皮細胞間の情報伝達によって，ヒトエクリン汗腺の分泌管は収縮をおこすことが示唆された．

以上をまとめると，ヒトのエクリン汗腺は分泌管の筋上皮細胞上にあるギャップジャンクションを介して収縮することで，蓄積された汗が導管を通じて，表皮上へと押し出されることが明らかとなった．

おわりに

これらヒト汗腺に関する研究を重ね，エクリン汗腺の分泌部に存在する筋上皮細胞の収縮によって発汗することを明らかにした．本項では紹介しきれなかったが，筆者らはこれらの知見を活用し，エクリン汗腺の収縮運動を制御することで制汗する他の素材（グリチルリチン酸モノアンモニウム）[4]も見出し，すでに過剰な発汗を抑制できる制汗剤に応用されている．

エクリン汗腺の機能障害は，一般的に過度な発汗，つまり多汗症として知られている．また，多汗症までの高頻度な多量な発汗ではないにしても，暑熱や心理的ストレスによって誘発される過剰な発汗は衣類の汚れや不快な体臭の生成をひきおこし，人々に不快感を与える．それらは生活者にとって悩みの一つであり，生活の質（QOL）の低下につながっている．われわれは，この汗腺動態研究から過剰な発汗に悩む生活者のQOLを向上することを目的に，さらなる汗腺研究の深化や社会実装へ向けた取り組みを行っていきたい．

文献

1) Kurata R et al: PLoS One 12: e0178709, 2017
2) Nakashima K et al: Commun Biol 6: 1175, 2023
3) Kurata R et al: Cell Struct Funct 39: 101, 2014
4) Hara T et al: IFSCC Magazine 26: 287, 2023

原　武史　Hara, Takeshi

*大阪大学大学院薬学研究科先端化粧品科学（マンダム）共同研究講座／株式会社マンダム先端技術研究所ライフサイエンス研究グループ
*〒565-0871　吹田市山田丘1-6

特集 エクリン汗腺のひみつ

総説 ❷ Part1. エクリン汗腺とその環境のひみつ

J Visual Dermatol 24: 408-411, 2025

エクリン汗腺に関わる神経のひみつ

中里　良彦

Key words　コリン作動性交感神経，コリン分化転換，アドレナリン発汗，温度感受性 TRP チャネル

ここがポイント！

① エクリン汗腺における発汗は，主にコリン作動性神経によって調節されている．

② 発汗中枢は，温熱性発汗は視床下部（視索前野），精神性発汗は扁桃体，帯状回，前頭葉，視床下部，縫線核などの中枢自律神経線維網である．

③ 視床下部から出た発汗系交感神経線維は，脳幹・脊髄下行路を経て胸髄レベルで脊髄外に出て，交感神経節前線維として交感神経幹に至る．

④ 低汗，無汗の範囲を観察することで神経障害部位の推定が可能である．

⑤ 発汗の神経調節は全身で同一ではなく，身体各部位で反応性が異なる．

はじめに

　全身発汗により体温調節を行っている動物はヒトとウマのみであるが，両者の発汗機構は大きく異なる．ウマが全身を流れる血液によって運ばれるノルアドレナリンに反応して発汗する体液調節であるのに対し，ヒトは汗腺に対して直接の神経支配がある神経性調節である．ともに体温調節のための優れた発汗機構であるが，両者はまったく異なる進化を遂げて獲得したものである[1]．神経性調節といっても全身の汗腺がすべて同様にコントロールされて発汗するわけではなく，身体各部位によって入力刺激や反応性が異なる．

汗腺の神経支配

　エクリン汗腺はコリン作動性交感神経の支配を受けている．交感神経終末からアセチルコリンが放出され，エクリン汗腺のムスカリン受容体に結合することで汗の生成が促進される．このことは皮下にメタコリンやピロカルピンを投与することで発汗が誘発されること，ムスカリン受容体拮抗薬であるアトロピン投与で発汗が抑制されることが示されており[2]，エクリン汗腺の発汗調節の主体がコリン作動性交感神経によることは明白である．

　一方，血管運動を支配する全身の末梢性交感神経の神経伝達物質はノルアドレナリンである．発汗系交感神経がコリン作動性であることは，ヒトのエクリン汗腺の発生学的問題が関係する．

コリン分化転換

　発汗系交感神経が汗腺周囲の血管と同様にアドレナリン作動性であった場合，交感神経亢進時に血管が収縮し，汗の生成に必要な水分供給元である血流が減じるため，発汗にとっては不都合である．したがって，汗腺支配交感神経がコリン作動性であることは理にかなっている．

　ラット汗腺の神経支配は出生直後にはアドレナリン作動性であるが，生後 3 週間以内にアドレナリン作動性からコリン作動性に変わる（コリン分化転換）ことが証明されている[3]．ヒトのエクリン汗腺においても，もともとはアドレナリン発汗であったものが，進化の過程でコリン作動性に変化した可能性が推定される．

　一方，エクリン汗腺が完全にコリン作動性神経支配のみというわけではなく，アドレナリン発汗も一定の条件下では存在することが明らかになっている．

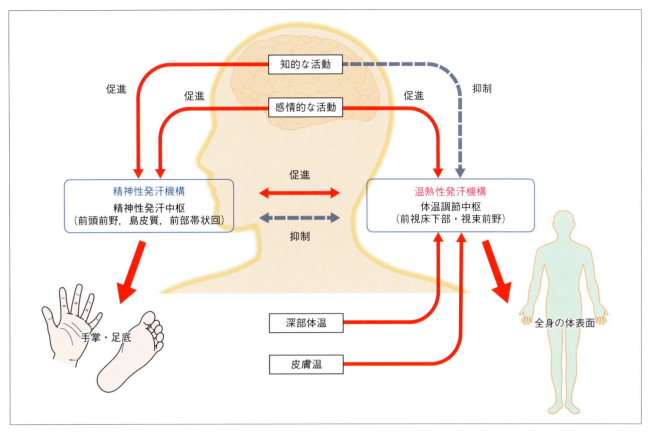

図1　発汗の中枢性制御（温熱性発汗と精神性発汗の制御）

アドレナリン発汗

ヒトのエクリン汗腺にはコリン受容体のみならず，アドレナリン作動性α受容体，β受容体も存在していることが確認されている．アドレナリン作動性神経終末からノルアドレナリンが放出され，これがアドレナリン受容体に結合すると発汗が生じる．ただし，このアドレナリン受容体を介する発汗（アドレナリン発汗）はムスカリン受容体を介したコリン作動性発汗に比較するときわめて小さく，通常，顕性化することはないと考えられてきた[2]．しかし，近年，運動鍛錬者においてはβ受容体の阻害薬であるプロプラノロール塩酸塩を投与すると運動時の発汗が部分的に抑制されることが示され，運動鍛錬者においてはアドレナリン性発汗が少なからず生じていると考えられる[4]．

発汗の神経性制御

1) 体温調節中枢

温熱性発汗は視床下部（視索前野），精神性発汗は扁桃体，帯状回，前頭葉，視床下部，縫線核などの中枢自律神経線維網が中枢と考えられている．ただし，温熱性発汗と精神性発汗は独立した発汗機構ではなく，相互に促進，抑制に働いている．深部体温，皮膚温上昇は温熱性発汗にのみ促進性に働いているが，精神的刺激のなかで感情的な活動は両発汗反応に促進性に働き，知的な活動は精神性発汗には促進性に，温熱性発汗には抑制性に働く[5]（図1）．

2) 温熱性発汗

視床下部から出た発汗系交感神経線維は，脳幹・脊髄下行路を経て胸髄レベルで脊髄外に出て，交感神経節前線維として交感神経幹に至る．交感神経幹で交感神経節後線維に接続した後，全身のエクリン汗腺に分布し発汗を直接コントロールする．一般的に汗腺には副交感神経の支配はなく，交感神経の単独支配と考えられている．交感神経節後線維は，胸髄レベルのTh1〜2は顔面，Th3〜7は上肢・軀幹，Th10〜L2は下肢の汗腺を分節性に支配している[6]（図2）．中枢〜汗腺までの神経経路のいずれの部位が障害されても発汗障害が生じる[7]．し

特集 エクリン汗腺のひみつ

総説 2 エクリン汗腺に関わる神経のひみつ

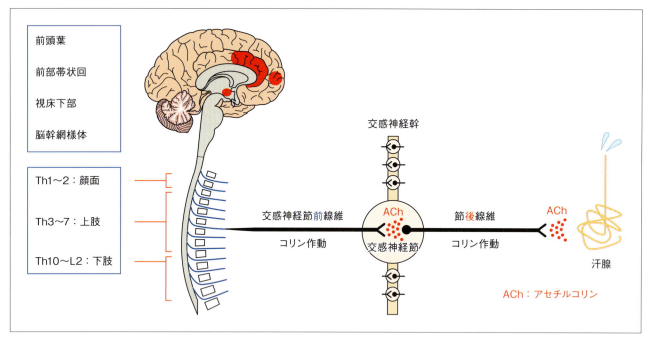

図2　発汗の神経経路

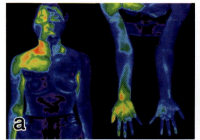
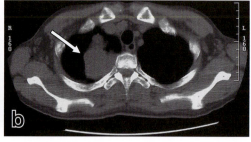

図3　分節性無汗のサーモグラム像（a）とCT像（b）
(a) 肺尖部肺癌（Pancoast腫瘍）による分節性無汗のサーモグラム．交感神経障害部位が分節性に無汗であり，皮膚温が高温に描出される．
(b) 肺尖部肺癌のCT像．

たがって，発汗障害の分布を検討することは神経障害の部位（高位）診断に大変有効である．無汗の範囲が分節性である場合（分節性無汗）では，障害部位は交感神経節後障害によると推定可能である．たとえば，片側の顔面・上胸部・上肢の分節性無汗は頸部交感神経節障害が推定され，実際の臨床では肺尖部肺癌（Pancoast腫瘍）などの可能性を考える[7]（図3）．

3) 精神性発汗

精神性発汗は暗算などの精神的負荷や，深呼吸，触刺激で誘発される．発汗は基本的には全身（有毛部）に生じ温熱性発汗に干渉するが，温熱性発汗と比較して微量のため，手掌・足底（無毛部）以外の全身ではほとんど目立たない．一方，手掌・足底は温熱性発汗を認めず，精神性発汗のみが生じる[8]．通常は手掌・足底の精神性発汗は精神的ストレスで少量生じ，「滑り止め」の役割を担う．これは，イヌ，ネコ，マウスの足底にみられる発汗機構と同一である．ヒトでは病的に発汗が亢進することがあり（原発性手掌多汗症，原発性足底多汗症），この場合には著しくQOLを障害する．精神性発汗は温熱性発汗とは異なり，持続性に分泌されるのではなく，拍動性に分泌され，「発汗波」として認められる[9]．このことから，温熱性発汗刺激は汗腺分泌細胞に作用して汗の分泌量を促進，精神性発汗刺激は汗腺の能動的な拍出（絞りだし）に関わっているのかもしれない．

エクリン汗腺の身体各部位における相違

1) 汗腺の発生学的相違

温熱性発汗と精神性発汗は中枢への入力情報が異なるにせよ，発汗系交感神経下行路，汗腺への神経伝達物質（アセチルコリン）は共通していると思われ，手掌と手

背のわずかな部位の差で異なる発汗現象が生じることは神経支配の相違では説明困難である．これには，汗腺とその支配する神経系の発生時点での相違が関係する．イヌ，ネコ，マウスなどは足底にのみヒトの精神性発汗と同様の発汗機構がある．したがって，ヒトの手掌・足底の発汗は発生学的にも古典的な機構で，全身の発汗はヒトのみが進化の過程で後に獲得したものと解釈できる．実際の臨床でも，遺伝的に歯牙や汗腺の発生異常である無汗性外胚葉形成不全症では，全身汗腺が発現しないにもかかわらず，手掌・足底の汗腺のみが正常に存在し，逆に多汗になっている症例がある[10]．このことからも，発生学的に手掌・足底の汗腺とその他の全身汗腺では発生時期が異なっているといえる．

2）発汗開始の温度閾値

温熱性発汗は手掌・足底以外の全身で生じるが，発汗が開始する温度閾値は身体各部位で均一ではない．顔面・腋窩は他の全身では発汗が生じない低温から発汗が生じる（図4）[11]．腋窩発汗は低温で生じるので精神性発汗と誤解されるが，腋窩発汗の主体は温熱性発汗である．これまで，顔面・腋窩の発汗誘発温度閾値が他の全身と異なる理由は明確に説明されてこなかったが，発汗系交感神経支配の相違ではなく，神経刺激を受容する汗腺の温度感受性が異なるとすれば説明可能である．発汗の温度閾値を説明する一つの仮説として，温度感受性TRP（transient receptor potential）チャネルやアクアポリン5などを介した汗腺受容体の神経情報伝達系の違いが考えられる．

3）温度感受性TRPチャネルとアクアポリン5

アクアポリン5は水分子の移動に関与する分子チャネルである．ヒトの汗腺にはアクアポリン5が存在し，汗の生成に関与している可能性が報告されている．ちなみにウマの無汗症において，無汗の原因はアクアポリン5の異常と考えられている[1,12]．ヒト汗腺にもTRPV4チャネルが存在することから，汗の生成に関与していると推定される．近年，マウス足底の汗腺分泌細胞にTRPV4チャネルとアノクタミン1，アクアポリン5が発現しており，TRPV4欠損マウスでは足底部発汗が減少することが明らかにされた[13]．TRPV4とアノクタミン1の機能関連が発汗に関与していることが推定されている．このことから，顔面・腋窩の発汗誘発温度閾値が他の部位と異なること，手掌・足底では温熱性発汗が生じないことなど，汗腺が同じコリン作動性神経によっ

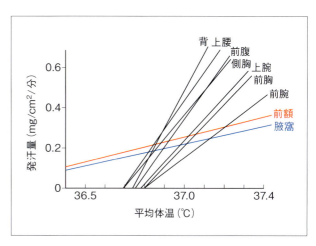

図4　身体各部位における温熱性発汗の温度閾値（文献11を参考に作成）

て支配されているにもかかわらずその反応性が異なることは，温度感受性TRPチャネルの種類や発現程度の相違で説明できるかもしれない．

おわりに

エクリン汗腺に関わる神経調節は，温熱性発汗，精神性発汗という単純な分類だけでは語りつくせない多くの「ひみつ」が関わっていることを述べた．ただし，実際の臨床においては，汗腺は発汗系交感神経による単純支配と考えて差し支えない．したがって，発汗障害の診察においては，低汗，無汗の範囲を観察することにより，障害された神経の部位（高位）診断が可能である．

文献

1) 田村直俊：発汗学 24: 42, 2017
2) 藤井直人：日生気象会誌 59: 3, 2022
3) Landis SC: Fed Proc 42: 1633, 1983
4) Amano T et al: J Appl Physiol (1985) 125: 1041, 2018
5) 朝比奈正人：Brain Nerve 67: 605, 2015
6) 大田一路，中里良彦：医のあゆみ 285: 610, 2023
7) 中里良彦：自律神経 56: 37, 2019
8) 田村直俊ほか：発汗学 31: 2, 2024
9) 小川徳雄：発汗学 12: 60, 2005
10) 中里良彦，田村直俊，山元敏正：発汗学 22: 2, 2015
11) 菅屋潤壹ほか：日生気象会誌 18: 72, 1981
12) 中里良彦，田村直俊，島津邦男：自律神経 44: 375, 2007
13) Kashio M et al: Elife 13: RP92993, 2024

中里　良彦　Nakazato, Yoshihiko

埼玉医科大学脳神経内科
〒305-0495　埼玉県入間郡毛呂山町毛呂本郷38

特集 エクリン汗腺のひみつ

総説 ③ Part1. エクリン汗腺とその環境のひみつ

J Visual Dermatol 24: 412-415, 2025

エクリン汗腺と心のひみつ

朝比奈 正人

Key words 発汗，情動，心理，自律神経系，精神疾患

ここがポイント！

① 手掌・足底の発汗（精神性発汗）の生理的意義は，ものをつかむための滑り止めである．

② 精神性発汗だけでなく温熱性発汗も精神的因子で誘発される．

③ 精神性発汗と情動の中枢は重複する．

④ 精神性発汗の不安定性は性格特性と関連する．

⑤ 精神性疾患では精神性発汗の異常がみられ，多汗症では不安やうつをしばしば伴う．

■ はじめに

発汗と心との関係は経験的に知られていて，「手に汗握る」「冷や汗をかく」「額に汗して働く」など精神活動と汗との関連を示す慣用句が多くある．このことは，発汗活動の評価が情動や精神的ストレスの指標となる可能性を示している．実際，手掌の発汗は，いわゆる「うそ発見器」に用いるポリグラフ検査の測定項目の一つである．しかし，手掌の発汗は心理的因子だけでなく，筋活動，深呼吸，触刺激など物理的因子によっても誘発される．手掌の発汗を「心」の評価に用いる場合は，その特性を理解する必要がある．本項では発汗の生理学的な知見および発汗と心の関係について解説する．

■ 温熱性発汗と味覚性発汗の生理的意義

エクリン汗腺からの発汗は古典的にはその誘発因子により温熱性発汗，味覚性発汗，精神性発汗に分類される．温熱性発汗は運動や暑熱曝露により誘発される全身の有毛部にみられる発汗で，その生理的機能は身体の冷却である．有毛部のエクリン汗腺の汗孔は主に皮溝に開口し，分泌された汗は皮溝に沿って皮膚表面を広がり，蒸発する際の気化熱により皮膚温は低下する．ちなみに有毛部のエクリン汗腺からの発汗がみられる哺乳類は，ヒト以外ではサル目の一部だけとされる．ウマでは全身の有毛

部に発汗がみられるが，これはアポクリン汗腺からの発汗とされる．一方，味覚性発汗は辛いものを食べると有毛部である頭部・顔面に誘発される発汗である．辛さの知覚にはTRPチャネルの一つであるTRPV1が関与し，これはカプサイシン受容体ともよばれる．TRPV1は味細胞には存在せず，舌の感覚神経終末に発現している．TRPV1は熱さを知覚する受容体であり[1]，辛いものを食べると脳は口腔内が熱くなったと誤認し，頭部（脳）を冷却するために発汗が生じるとする説がある[2]．この説が正しければ，味覚性発汗も温熱性発汗に含まれることになる．しかし，辛くないものを食べても生理的発汗が生じる可能性も指摘されている[3]．

■ 精神性発汗の生理的意義

精神性発汗の概念には混乱がある．歴史的には1800年代に手の皮膚に電気活動がみられることが発見され，これが無毛部である手掌の汗腺活動を反映していること，さらに心理活動により変化することが明らかにされた．1900年代に入ると手の皮膚電気活動は心理学領域において情動・精神活動の指標として用いられるようになった[4]．このような経緯から手掌・足底の無毛部にみられる発汗を精神性発汗とよぶようになったと推察される．しかし，手掌・足底の発汗の生理的意義は，ものをつかんだり，指先で細かい作業をする際の滑り止めと考

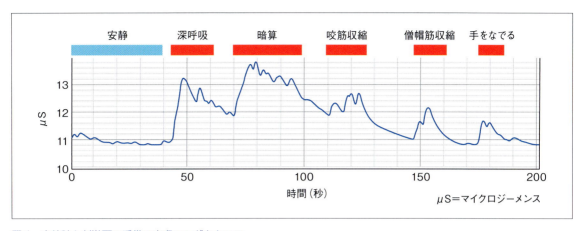

図1 安静時と刺激下の手掌の皮膚コンダクタンス
安静時も皮膚コンダクタンスの変動がみられ，深呼吸，暗算負荷，筋収縮，触刺激により皮膚コンダクタンスは増加する．

えられている[5]．有毛部と異なり無毛部ではエクリン汗腺の汗孔は主に皮丘（指紋の峰の部分）に開口し，対象物に接する皮丘が汗により適度に湿ることで摩擦係数が増加する[6,7]．手掌・足底にものが触れると知覚刺激により手掌・足底に発汗が反射性に誘発されることが知られていて[8]，この自律神経反射は手掌・足底の発汗が滑り止めとして働くのに合目的である．ヒト以外の哺乳類でも無毛部である足底（いわゆる肉球）のエクリン汗腺からの発汗はネコ，イヌ，サル，ネズミなど多くの種でみられる[6,7]．また，長い尾をもつクモザルでは，木の枝に巻き付ける尾の無毛部にエクリン汗腺からの発汗がみられる[9]．

手掌・足底の発汗と誘発因子

手掌・足底の発汗は，手掌・足底にものが触れる刺激以外に運動負荷，深呼吸，精神的ストレスでも誘発される[8]（図1）．自律神経機能の評価や心理学的研究で用いられる手掌・足底の発汗の誘発刺激としては，暗算負荷による精神的ストレス，突然の大きな音などの驚愕刺激，通電による痛み刺激，恐怖映画などを用いた情動刺激などがある．このような刺激で手掌・足底の発汗が誘発されるのは闘争・逃走行動などの情動行動と関連していると考えられる．ヒトの祖先が樹上で生活していた時代に，身の危険を感じる「手に汗握る」状況では，逃走行動が惹起され，十分な酸素を得るために大きく息を吸い込み（深呼吸），木の枝をつかんで四肢の筋肉を動かして逃げることになる．精神的ストレス，深呼吸，運動，ものに触れる刺激により手掌・足底の発汗が誘発されることは

情動行動を遂行するのに合理的である．

精神性発汗の用語の問題

精神性発汗だけでなく全身の有毛部にみられる温熱性発汗も精神的ストレスで誘発される．たとえば，恐怖を感じると軀幹に「冷や汗」をかいたり，緊張すると顔やわきの下に汗をかく．これらは有毛部からの温熱性発汗である．精神的ストレスにより情動行動である闘争・逃走行動が惹起される．その際に筋肉を使うことによる体温の上昇が予想され，事前に身体を冷却するために汗をかくのは合理的である．しかし，精神的ストレスを感じても闘争・逃走行動を伴わない場合は（人間社会ではこのような状況が多々ある），暑くもないのに汗をかいて「冷や汗」となる．以上のように心理的活動により無毛部と有毛部のいずれの発汗も誘発されるので，手掌・足底の発汗のみを精神性発汗とよぶのは不適切に思える．温熱性発汗を有毛部発汗，精神性発汗を無毛部発汗とよぶのがよいかもしれない．

手掌・足底の発汗の神経経路

手掌・足底の発汗は，情動および情動行動と密接に関連する．情動において重要な脳の部位は扁桃体，帯状回，島皮質，視床下部などからなる辺縁系である．これらの部位は手掌・足底の発汗の中枢でもあり（図2）[10]，中枢自律神経ネットワークと重複することから，情動と自律神経活動の一体性が示唆される．辺縁系や脳幹網様体などから構成される発汗中枢の出力は，脊髄側索の前にある自律神経脊髄路を下行し，胸髄の脊髄中間外側核に存

特集 エクリン汗腺のひみつ

総説 ❸　エクリン汗腺と心のひみつ

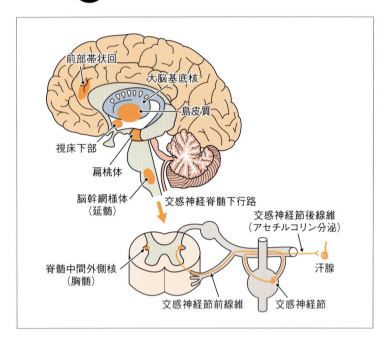

図2　手掌の発汗の神経経路（文献10より改変，転載）
辺縁系や脳幹網様体などから構成される発汗中枢の出力は，脊髄側索の前にある自律神経脊髄路を下行し，胸髄の脊髄中間外側核に存在する交感神経節前神経に達する．交感神経節前神経の軸索は交感神経節に存在する交感神経節後神経に達し，交感神経節後神経がエクリン汗腺を直接支配する．

在する交感神経節前神経に達する．交感神経節前神経の軸索は交感神経節に存在する交感神経節後神経に達し，交感神経節後神経がエクリン汗腺を直接支配する[5, 10, 11)]．交感神経節後神経の神経伝達物質は，通常はノルアドレナリンであるが，汗腺支配の交感神経節後神経では例外的にアセチルコリンである（図2）[10)]．神経伝達物質が強力な血管収縮作用をもつノルアドレナリンであると汗腺周囲の血流が低下し，汗の原料である血液が汗腺に届かなくなる．血管拡張作用をもつアセチルコリンが汗腺を支配する交感神経節後神経の神経伝達物質であるのは合理的にみえる．

■手掌・足底の発汗の測定法

手掌・足底の汗腺活動の評価に広く使われるのは皮膚電気活動（electrodermal activity）の記録である．皮膚電気活動の指標には皮膚電位や皮膚コンダクタンスなどがある．脳神経内科領域では自律神経機能を評価するために感電極を手掌などに設置して皮膚電位を測定することが多い（図3a）．手根部で正中神経を電気刺激するなどして皮膚電位反応を記録するものは，交感神経性皮膚反応とよばれる[12)]．一方，電流の通りやすさを表す皮膚コンダクタンスは，精神・心理活動の指標に用いられることが多い（図1）．2本の指に電極を装着するなどし（図3b），微量の電流を流して測定する．体動があっても比較的安定して記録ができる利点がある．しかし，皮膚電気活動は汗腺活動の強さや発汗量を反映する定量的な指標ではなく定性的な指標である．手掌・足底の発汗を定量的に測定するには局所発汗計が用いられる．カプセル型のプローブを手指掌側や手掌に装着し，カプセル内に空気を流し，その湿度を測定することでカプセル内で蒸発した汗の量を算出する[12)]（図3c）．

■手掌・足底の発汗と性格特性

健常者における手掌の汗腺活動を反映する皮膚電気活動は，安静時でも一定せずに波動（phasic electrodermal activity）がみられる（図1）．これは内因性に誘発されるものである．安静時の皮膚電気活動の不安定性は，不安になりやすい性格特性である「特性不安」を反映するという報告がある．また，安静時の皮膚電気活動が不安定な人は内向的で従順な傾向があり，安定している人は外交的で頑固な傾向があるといわれている[13)]．

■手掌・足底の発汗と心の病気

精神疾患における手掌・足底の発汗については，うつ病で多くの検討がされている．その結果は必ずしも一定しないが，皮膚電気活動が低下し，心理的刺激に対する反応が減弱するとの報告が多く，薬物治療によりこれらの所見が改善する可能性がある[14)]．また，不安障害の患者では安静時の皮膚電気活動が不安定であるとする報告がある[15)]．統合失調症患者での検討では，刺激に対

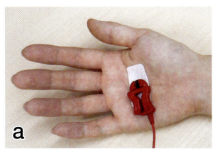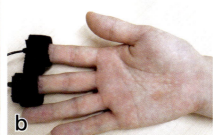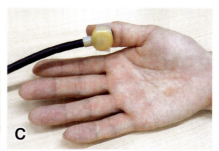

図3 皮膚電位測定の感電極（a），皮膚コンダクタンスの電極（b），発汗計のプローブ（c）の装着方法

する皮膚電気活動の反応が減弱しているとの報告がある[16,17]．一方，統合失調症患者でも陰性症状が多くみられる場合は，皮膚電気活動が活発であるとする報告もある[18]．

皮膚電気活動のモニタリングは，バイオフィードバック療法に用いられ，不安障害などの治療に利用される．精神的ストレスがかかると心拍と呼吸頻度は増加し，手掌に発汗がみられるが，ヒトはこのような身体の変化に気づいていないことが多い．手掌の発汗をモニタリングすることで，精神的ストレスに伴う交感神経を介した身体の変化に「気づく」ことができる．身体活動の指標をモニタリングしながらリラクセーションの仕方を習得することで，精神疾患の治療に役立つ可能性がある．

多汗症における心の問題

多汗症は全身に多汗がみられる全身性多汗症と局所に多汗がみられる局所多汗症に分けられる．さらに多汗症は原因が明らかでない特発性のものと器質的疾患による症候性のものに分けられる．特発性の局所多汗症には，手掌足底多汗症，腋窩多汗症，頭頸部多汗症などがある．特発性多汗症ではうつや不安障害をしばしば伴うことが知られている[19]．多汗症による慢性的な身体の異常が精神に悪影響を与えるのか，心理的問題が多汗の危険因子となるのかは明らかではないが，原発性局所多汗症において，ボツリヌス毒素の皮内注射による多汗の改善に伴い，不安やうつ症状が軽減したとする報告がある[20]．

おわりに

発汗と情動・精神活動には密接な関係がある．汗腺活動を反映する手掌の皮膚電気活動は情動や精神活動の指標として古くから用いられ，その記録は精神疾患の評価やバイオフィードバック療法に用いられる．一方，特発性多汗症患者は不安障害やうつをしばしば伴い，不安障害や精神的ストレスは多汗症の悪化因子でもある．多汗症の診療では患者の「心の問題」にも配慮する必要がある．

文献

1) 松本健次郎：医のあゆみ 270: 1010, 2019
2) 犬飼洋子：Med Sci Digest 50: 52, 2024
3) 田村直俊，中里良彦：自律神経 57: 193, 2020
4) Boucsein W: Electrodermal Activity, Springer, New York, 1992
5) Asahina M, Poudel A, Hirano S: Clin Auton Res 25: 153, 2015
6) 小川徳雄：新・汗のはなし：汗と暑さの生理学，アドア出版，東京，1994
7) 小川徳雄：汗の常識・非常識：汗をかいても痩せられない！，講談社，東京，1998
8) Asahina M et al: Clin Auton Res 13: 91, 2003
9) Cohn BA: Int J Dermatol 37: 821, 1998
10) 朝比奈正人，荒木信之，湯浅龍彦：神経内科 88: 383, 2018
11) 朝比奈正人：Brain Nerve 68: 883, 2016
12) 朝比奈正人：交感神経性皮膚反応（SSR）．自律神経機能検査第4版（日本自律神経学会 編），文光堂，東京，p.243, 2007
13) Crider A: Appl Psychophysiol Biofeedback 33: 141, 2008
14) Sarchiapone M et al: BMC Psychiatry 18: 22, 2018
15) Chattopadhyay PK, Bond AJ, Lader MH: J Psychiatr Res 12: 265, 1975
16) Campo JÀ et al: Acta Neuropsychiatr 12: 177, 2000
17) Bernstein AS et al: Psychol Med 25: 51, 1995
18) Schell AM et al: Psychophysiology 42: 483, 2005
19) Henning MAS, Barati F, Jemec GBE: Clin Exp Dermatol 50: 323, 2025
20) Weber A et al: Br J Dermatol 152: 342, 2005

朝比奈　正人　Asahina, Masato

金沢医科大学脳神経内科学
〒920-0293　石川県河北郡内灘町大学 1-1

特集 エクリン汗腺のひみつ

総説 4 Part1. エクリン汗腺とその環境のひみつ

J Visual Dermatol 24: 416-422, 2025

体温調節発汗の加齢性変化
—生涯を通じた発汗機能のレビュー

羅 勝鉉，李 惠眞，朴 兌桓，金 眞，丁 榮鉉，車 明勳，李 丁範，室田 浩之

Key words 定量的軸索反射性発汗試験（QSART），加齢，活性化肝腺密度

ここがポイント！

① 男女ともに加齢により発汗機能は低下する．発汗時間は徐々に増加し，発汗速度，活性化汗腺密度，汗腺当たりの発汗量は減少する．

② 高齢者は身体のさまざまな部位で発汗量が減少する．要因として，加齢に伴う汗腺の構造的・機能的な異常が指摘されている．

③ 小児は発汗能力が低く，体温調節機構が未熟であるため，暑熱環境下での運動中に熱関連障害をおこすリスクが高い．

④ 高齢者においては，代謝障害や薬剤の影響も考慮し，生活習慣や健康状態の加齢による変化が発汗能力に与える影響を理解する必要がある．

要 旨

発汗は熱放散のために重要であり，主にエクリン汗腺によって媒介される．しかし，加齢は機能異常と活性化汗腺（activated sweat glands：ASG）密度の低下をもたらし，暑熱耐性を損ない，熱関連疾患のリスクを増大させる．定量的軸索反射性発汗試験（quantitative sudomotor axon reflex test：QSART）を用いた研究では，加齢に伴い ASG 密度と汗の分泌量が徐々に低下することが示されている．この低下は，汗腺の構造変化，コリン作動性感受性の低下，末梢神経の脱髄，その他の加齢に伴う変化など，さまざまな要因と関連している．これらのメカニズムを理解することは，高齢者集団における暑さに関連した健康リスクを管理するために不可欠である．さらに，小児と成人の発汗パターンの違いから，熱関連疾患を予防するための年齢に応じた体温調節戦略の必要性が浮き彫りになってくる．本項では，加齢が発汗機能と体温恒常性の維持に及ぼす影響について考察する．

はじめに

ヒトはさまざまな温度条件に耐えうるが，体温恒常性はヒトの最適な生理機能に不可欠である．外的要因や代謝活動の亢進によってひきおこされる高体温環境では，効率的な熱放散が生存に不可欠となる．人体における熱放散の主なメカニズムは蒸発冷却であり，これはエクリン汗腺からの汗の分泌によって促進される．とくに皮膚の表面積が広いヒトにおいては，発汗は効果的な蒸発冷却メカニズムである．このプロセスは，周囲温度が皮膚の温度を超えるような暑熱環境では非常に重要になる．このような条件下では，汗の蒸発が体内温を調節する主要な手段であり，放射や対流といった他の熱伝達手段が有効でない場合に，効果的な熱放散を可能にする．

中枢性汗腺運動機構は，軀幹と皮膚の体温受容器からの入力を統合し，汗腺を制御する信号を生成する[1~3]．求心性発汗線維は視索前野と視床下部前部で発生し，同側の脳幹と髄質を経由して，節後交感神経叢（汗腺運動ニューロン）に下行する[4]．汗腺は，中枢の発汗神経の活動に応じて発汗反応をおこす[1, 5~9]．さらに，局所の

皮膚温や血流などの末梢の状態が発汗反応を調節することもある[10].

さまざまな年齢層における汗腺の構造的・機能的変化を理解することは，熱関連疾患を予防し，生活の質（QOL）を高めるためにきわめて重要である．一般的に，加齢とともに汗腺の機能は徐々に低下する．一方で，小児は成人に比べて熱放散の効率が低く，暑さに関連する発汗パターンが年齢層によって異なることを示している．発汗機能の加齢変化に関する研究は，高齢者の暑さに関連した健康問題の予防と管理に役立つ．さらに，小児における体温調節をより深く理解するための基礎を築き，小児集団における熱関連疾患に関する研究を進展させる可能性もある．本項では，さまざまな年齢層における汗腺の構造的・機能的変化，その結果生じる発汗パターンの違い，皮膚の老化と汗腺の関係について包括的に検討する．

■ 定量的軸索反射性発汗試験（QSART）

自律神経系は発汗機能を調節している．発汗反応を評価する方法として，温熱発汗試験，QSART，シリコン型取り法，交感神経皮膚反応（sympathetic skin response：SSR），アセチルコリン（ACh）発汗点検査，定量的直接・間接軸索反射検査[11]などがある．

QSARTは，10%のAChで汗腺を刺激した後，軸索反射介在性（AXR）および直接活性化（DIR）発汗反応を経時的に測定する[4, 12, 13]．1983年以来，QSARTはMayo Clinic（米国）の臨床検査室において，神経節後性発汗機能を評価するために日常的に用いられている（HCFA 95923）．DIRがムスカリン受容体によって誘発されるのに対して，AXRはニコチン受容体によって媒介される[12, 13]．前腕汗腺は全身の発汗活動を代表するものとして広く用いられている[14, 15]．Lowらによると，QSARTは汗腺にほぼ最大の刺激を与える[16]．前腕にQSARTを用いた数多くの先行研究は，全体的な（全身の）発汗感受性を示す可能性を強調している．

発汗の神経制御は，体内温と皮膚温の統合によって巧みに調節されており，体温調節に不可欠である．しかし，発汗反応には複数の熱的・非熱的要因も影響を与える．本項では，主に加齢の影響に焦点を当てて解説する．

■ 加齢と発汗

1）加齢による発汗量の減少

加齢が発汗機能に影響を及ぼすことは，特定の方法を用いた多くの研究で証明されている[1, 17~29]．さまざまな年齢層の女性・男性の被験者を対象としたAChおよび／またはメチルコリンによる発汗誘発を行った研究からは，男女ともに加齢に伴って発汗機能の低下が進行することが示された．男女とも，加齢に伴い，発汗潜時は徐々に増加し，発汗速度，ASG密度，汗腺当たりの発汗量（sweat output per gland：SGO）は減少する（図1）[29]．男女両方の大規模な被験者群を対象とした後続研究においても，加齢に伴うASG密度の低下が一貫して認められている（図2，未発表）．発汗機能における性差も報告されているが，その傾向はすべての年齢層で一貫しているわけではない．Laroseの研究では，20～70歳の男性を対象とした大規模コホートにおいて，40歳を境に熱放散能力が低下し，それ以降徐々に衰えていくことが示された[30]．

複数研究により，高齢者では皮膚温の上昇と発汗量の減少が確認されている．これらの研究では，高齢者の下肢の皮膚温が高いことがしばしば報告されている．Coullらは，高齢者は若年者に比べて，安静時にほぼすべての身体部位で局所発汗率（RSR）が低いことを観察した．運動中は，この発汗量の減少がとくに手，足で顕著であった．これらの部位における発汗率の低下は下肢の皮膚温の上昇と相関していた[31]．一方で，Schmidtらの研究では，中等度の暑熱ストレス下において，高齢者では発汗量の減少に身体の部位による違いはみられなかったと報告されている．しかし，軽度の暑熱ストレス下では，高齢者では四肢よりも軀幹での発汗量の減少が顕著であり，これは従来唱えられていた「発汗速度の低下は加齢に伴い末梢から中枢へと進行する」という先の仮説と矛盾する[32]．

発汗パターンに関する研究間の一貫性を確保するためにはさらなる研究が必要であるが，それでもなお，複数の研究で一貫して，高齢者では身体のさまざまな部位で発汗量の減少がみられることを示しており，加齢に伴う発汗能力の低下が広範囲に及ぶことを示唆している．

2）発汗能力の低下と老化の関係

加齢に伴う発汗量の減少については，加齢に伴う汗腺の構造的あるいは機能的な異常が指摘されている．たと

特集 エクリン汗腺のひみつ

総説 4 体温調節発汗の加齢性変化 —生涯を通じた発汗機能のレビュー

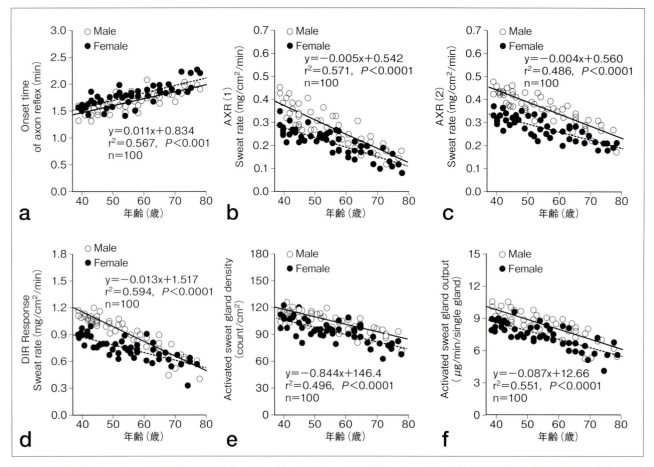

図1 健康な男性（n=52；○）と健康な女性（n=48；●）を対象に，QSARTによって行われた年齢と性別に関連した発汗機能に関する研究（文献29 より改変，転載）

QSART：quantitative sudomotor axon reflex test（定量的軸索反射性発汗試験）．分析した具体的なパラメーターは，(a) 軸索反射の発汗開始時間，(b) AXR (1) 発汗速度，(c) AXR (2) 発汗速度，(d) DIR 発汗速度，(e) 活性化汗腺密度，(f) 単一汗腺汗出力．AXR (1) はイオントフォレーシス中のニコチン受容体を活性化する軸索反射によって誘発される発汗を示し，AXR (2) はイオントフォレーシス後5分間持続する軸索反射に続いてニコチン受容体によって発汗活動が誘発される特定の皮膚局所領域を示す．DIRは，5分間のイオントフォレーシス後，ムスカリン受容体によって誘導される直接反応性発汗を示す．発汗活動はAChイオントフォレーシス後と比較した．解析したデータには，男女両被験者における軸索反射性発汗の開始時間 (a)，AXR (1) 発汗速度 (b)，AXR (2) 発汗速度 (c)，DIR 発汗速度 (d)，活性化汗腺密度 (e)，単一汗腺汗出力 (f) と年齢との相関が含まれる．

えば，ACh によって刺激される汗腺の生物学的機能は，加齢とともに低下する[28]．Inoue らは，中枢性発汗駆動に有意な変化がないにもかかわらず，高齢者の発汗反応が鈍いのは，末梢における加齢に関連した変化，とくにコリン作動性刺激に対する汗腺感受性の低下や血管拡張の低下に関連している可能性を示唆している[33]．さらに，加齢に伴う発汗障害は，末梢器官の機能差，とくに汗腺のムスカリン受容体のコリン作動性感受性の差に起因するとの指摘もある[25, 26]．Inoue らは，汗腺萎縮の進行により，SGO が加齢とともに徐々に低下することを示した[34]．Zonnefeld らは，加齢に伴う汗腺の特徴を調べるためにマウスモデルを用い，加齢マウスは若いマウスに比べて ASG の数が少ないことを見出した．この年齢群はまた，汗腺に特異的な mRNA とタンパク質の発現も低下しており，これが汗腺機能の低下と熱放散能力の低下に寄与している可能性がある[35]．老化した汗腺では，酸化タンパク質と脂質で構成されるリポフスチンや，オートファジー活性の低下に起因する p62 の蓄積が，加齢とともに増加することが指摘されている．オートファジーは，汗腺分泌細胞における p62 の蓄積を防ぎ，加齢に伴う構造的・機能的劣化を回避するうえできわめて重要であることから，この蓄積は観察された

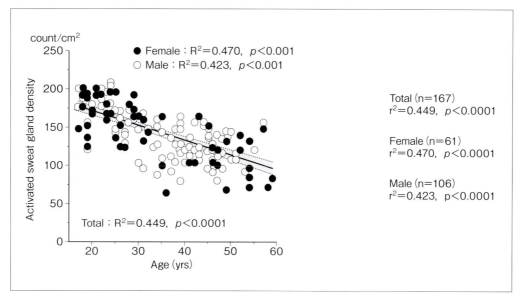

図2 健康な男性（n=106；○）と健康な女性（n=61；●）における活性化汗腺密度と年齢の相関（QSARTによる）（未発表）
男女ともに統計的に有意な差が認められた（$p<0.001$）．

変化に重要な役割を担っていると考えられる[36]．

　発汗の変化は，通常，ASG密度，SGO，または両方の因子の組み合わせの変動に起因する[37,38]．一部の研究者は，ある一定の薬理学的刺激に対して，高齢者では発汗率が低いことを示しており，これはASGの密度の変化というよりも，活性化された各汗腺当たりの分泌量の減少によるものとされている[25]．

　末梢神経系の異常は，加齢に伴う発汗能力の低下をもたらす重要な要因である．何人かの研究者は，体温調節閾値，すなわち発汗閾値が若年者と高齢者では異なり，加齢とともに閾値が上昇することを指摘している[22~24,28]．Lowら[18]は，この変化が神経線維の脱髄による可能性を提唱している．神経系，とくに汗腺を支配する節後交感神経線維は，加齢に伴って変性する．Namerら[39]は，C線維の生理的機能が加齢により低下し，機械応答性C線維（求心性C線維に分類される）の割合が，若年者では58.5％であるのに対し，高齢者では39.6％に減少することを示した．興味深いことに，求心性C線維と遠心性C線維の割合は若年者と高齢者で同等である．Namerら[39]によると，伝導速度は高齢者のほうが若年者よりも遅く，正規化された発汗潜時は若年者のほうが高齢者よりも短い．

　これらの要因に加えて，高齢者では皮膚血管の解剖学的変化（虚脱，構造の乱れ，場合によっては完全消失など）や，最大皮膚血流（SkBF）能力の低下[40]，ノルアドレナリン作動性血管収縮の増加[41]，心拍出量の増加が小さいこと，熱ストレス下における血流の再分配[42]なども，高齢者の熱耐性の低下や発汗能力の減弱に寄与していると考えられる．

小児の発汗パターン

　小児は成人に比べて発汗能力が低く，蒸発による熱放散が少ないため，異なる対応が必要となる．小児は成長するにつれて，発汗能力が徐々に発達していく．発汗量が限られており，蒸発能も低いものの，体表面積対質量比（BSA/M）が高く，小さい汗滴を産生するなどの身体的特徴が，熱放散機構を補っている可能性がある[43]．たとえば，小児のBSA/Mは成人のそれよりも50％近く高く，これにより単位体積当たりの熱保持容量が低くなり，深部体温がより早く上昇する[44,45]．また小児は単位皮膚面積当たり約73％多くのASG（約128個/cm^2）を有しており，成人（74個/cm^2）よりも多い．これは，乳児期からの成長過程で皮膚面積が拡大するにつれて，全体の汗腺密度が低下するためであり，一般的に体表面積に反比例する傾向がある[46]．しかし，小児の汗腺が小さいため，SGOは成人より少ない[47]．その結果，小

特集 エクリン汗腺のひみつ
総説 4 体温調節発汗の加齢性変化 —生涯を通じた発汗機能のレビュー

児は発汗能力の低さと未熟な体温調節機構により，暑熱環境下での運動時に熱関連障害のリスクが高まる[47]．

また，小児は，温和または中等度の環境温度よりも，極端な高温環境下でとくに熱中症などの熱関連疾患にかかりやすい[48]．思春期前の小児は，主に皮膚血流の増加によって乾性熱の放散を行っているが，極端な環境条件下では，熱放散能力が制限されることがある[45]．

Araki ら[49]と Shibasaki ら[50]は，発汗の活性化には成熟が大きく影響し，思春期後の小児は思春期前の小児よりも運動中に汗腺をより効果的に活性化できることを示した．Rees と Shuster は，思春期前の男女間で発汗率に有意差は認められなかったと報告している[51]．Arlegui らによる別の研究では，思春期前の小児には体部位による RSR の差がみられ，これらの差は性別によって影響を受け，成人とは異なるパターンを表すことが示された．たとえば，手や足の RSR は一定である一方，他の部位では成熟に伴って増加する[52]．Tsuzuki は生後6カ月〜8歳までの小児を対象に，暑熱環境下での体温調節反応を調査し，年齢の低い小児ほど直腸温（Tre）の上昇が大きいことを発見した．これは，体温調節機構が未発達で身体サイズが小さいことによるものと考える．さらに，2歳以上の小児では，上腕と背中の間で RSR に差がみられ，体表部位ごとの熱放射に優先順位があることが示唆された．また，8歳では汗中のナトリウム（Na^+）濃度にも変化がみられ，年齢とともに体温調節能力が徐々に発達していく様子が示された[53]．小児の発汗には特徴があることから，その体温調節機構の理解を深めるためのさらなる研究が必要であり，これにより極端な環境下における小児の健康と安全性の向上に貢献できると考える．

これまで述べた以外にもヒトの発汗に影響を与える変数について，さらなる調査が必要である．研究者たちは，加齢に伴う衰えが，被験者の他の生理学的特徴にも同様に影響する可能性を指摘している．たとえば動的運動や受動的熱ストレス[54]，乾燥または湿潤環境下での熱ストレス[55]，ACh やメタコリン投与による用量依存的発汗反応[56, 57]，水分バランス，体表面積などが発汗機能に影響を及ぼす．しかし，これらの要因は相互に影響し合うため，それぞれの因子の影響を単独で検出するのはしばしば困難である．

■ 皮膚の老化とエクリン汗腺の機能

加齢は皮膚の構造と機能の両面で広範な変化をひきおこし，発汗能力の低下は高齢者における熱耐性の低下や熱関連疾患のリスク増大に直接関係している．高齢化が急速に進行する現在の人口動態の変化は，発汗調節機能に関連した加齢に伴う皮膚の変化を理解することの重要性を強調している．最近の3D イメージング技術や分子生物学的アプローチの進歩により，加齢に伴う汗腺内の構造変化，真皮層の菲薄化，神経制御機構の変化[35, 58]が解明され，これらが総体的に汗腺出力低下に寄与している可能性がある．皮膚は約 2 m^2 の面積をもつ身体最大の臓器であり，物理的バリアとしての役割以外にも体温調節，感覚伝達，免疫監視などの多くの生理的機能を担っている．表皮は厚さ 0.05〜1.5 mm，真皮は 0.3〜3.0 mm の厚さをもつ．真皮は血管，コラーゲン，エラスチンが豊富で，体温調節に欠かせない汗腺が存在する．皮膚の加齢は，多くの生物学的および生化学的変化によってひきおこされる複雑なプロセスである[59]．このプロセスにより，表皮および真皮は菲薄化し，真皮内のコラーゲン密度が減少する[60, 61]．加齢皮膚では，IGF-1 の合成が減少し，表皮の萎縮と，DNA 損傷が修復されないまま増殖するケラチノサイトが生じる[59]．さらに，真皮線維芽細胞の数と機能の顕著な減少や[62]，皮膚血管構造の萎縮も認められる[63]．X 線マイクロ CT と 3D デジタル再構築を用いて，加齢に伴う汗腺の構造変化を解析した研究では，分泌コイルの深さの減少と分泌管の屈曲性の増加が加齢皮膚で確認された．研究者らは，これらの変化を，真皮が菲薄化するなかで汗腺を真皮−脂肪境界部に維持するためのメカニズムを解釈しており，その結果として汗腺の位置がより表層に移動するとされている[58]．

さらに，皮膚の加齢は高齢者にみられる温度感受性の低下とも関連している可能性が高い[21]．加齢皮膚では，温度受容体の密度低下や，皮膚血流の減少がその一因として指摘されている．動物実験では，末梢神経系の変化，とくに神経線維の減少と伝導速度の低下が，この感受性の低下のメカニズムとして示唆されている[56, 64]．ある研究では，若年者と高齢者計 42 人の皮膚における自然免疫シグナル伝達，腫瘍形成，炎症に関与する分子の発現変化が調査され，その結果，とくに皮脂腺と汗腺において，PPARα，PPARγ，TLR4，IL-6，IL-8 の発現が

加齢に伴って有意に低下していることが示された．これらの所見は，老化した汗腺における免疫機能の潜在的な障害を示唆している[65]．乾皮症は高齢者に多くみられる皮膚疾患である．皮膚が乾燥すると，角質層，とくに脂質組成と水分含量に変化が生じ，持続的な乾燥皮膚となる．加齢に伴う汗腺の機能異常やASG数の減少は，このような病態の予後を悪化させる可能性がある．汗は皮膚の角質層に水分を与え，水分バランスの維持とバリア機能の強化に寄与するからである[66, 67]．皮膚の変化が高齢者の発汗機能障害に大きな影響を与えることを考えると，老化した皮膚に関するさらなる研究は，美容的関心を超え，生存戦略の観点からからも不可欠である．しかし，皮膚の若返りが発汗機能を改善するという直接的な証拠はまだ乏しく，この分野におけるさらなる研究の必要性を示している．

おわりに

　加齢と発汗機能の関係は，単なる生理的変化にとどまらず，高齢者の健康とQOLに大きな影響を及ぼす．体温調節機能の低下は，高齢者における熱中症などのリスクを高めるため，汗腺機能の維持は健康の観点からきわめて重要である．同様に，小児の発汗特性についても理解を深めることが重要である．気候変動による極端な高温環境の頻発により，熱関連疾患の予防戦略や，小児における安全な身体活動のためのガイドラインの策定が求められている．発汗機能は生涯を通じて変化する．小児は，成人よりも単位面積当たりのASG密度が高いが，SGOは少なく，結果として蒸発能力は低い．成人期～老化期へと年齢を重ねるにつれて，汗腺機能は機能的・構造的変化により徐々に低下する．これらの変化は主にSGOの減少，汗腺の萎縮，神経と汗腺のシナプス伝達効率の低下に起因する．今後の研究では，ASG密度，汗腺分泌量，発汗速度を高める方法を探る必要がある．既存の研究では，運動が加齢に伴う発汗機能の低下を改善する可能性が示唆されているが，その具体的なメカニズムや汗腺における正確な変化を明らかにするには，さらなる研究が必要である．さらに，発汗機能に対する人種差，地理的要因，ライフスタイルの影響についても検討が求められる．

　高齢者に焦点をあてた発汗研究においては，加齢の影響に加え，一般的な代謝障害（糖尿病など）や一般的に処方される薬剤〔高血圧や脂質異常症（高脂血症）の治療

薬など〕の影響も考慮し，ライフスタイルや健康状態の加齢による変化が発汗能力にどのように影響するかを総合的に理解する必要がある．加齢に伴う発汗機能の変化については，依然として不明確な点が多い．たとえば，加齢に伴う発汗低下の部位差や，その差位の要因については，一貫した知見が得られていない．また，神経機能の改善を通じて，汗腺に影響を与えるアンチエイジング療法の可能性や，加齢皮膚の改善が発汗機能を直接向上させるかについての実証研究も限られている．加齢と発汗機能の関係を多角的に理解することで，熱関連の健康リスクを軽減し，生涯を通じたQOLを高めるための包括的な戦略の構築が期待される．

文献

1) Taniguchi Y et al: Int J Biometeorol 55: 203, 2011
2) Henane R, Valatx JL: J Physiol 230: 255, 1973
3) Nadel ER et al: J Appl Physiol 37: 515, 1974
4) Lee JB et al: Korean J Physiol Pharmacol 14: 273, 2010
5) Collins KJ, Crockford GW, Weiner JS: J Physiol 184: 203, 1966
6) Chen WY, Elizondo RS: J Appl Physiol 37: 367, 1974
7) Sato K, Sato F: Am J Physiol 245: R203, 1983
8) Buono MJ, McKenzie BK, Kasch FW: Age Ageing 20: 439, 1991
9) Provitera V et al: Neurology 74: 50, 2010
10) Wingo JE et al: J Appl Physiol (1985) 109: 1301, 2010
11) Illigens BM, Gibbons CH: Clin Auton Res 19: 79, 2009
12) Bae JS et al: Pflugers Arch 453: 67, 2006
13) Lee JB et al: J Therm Biol 29: 743, 2004
14) Kondo N et al: Jpn J Physiol 52: 229, 2002
15) Ogawa T, Asayama M, Miyagawa T: Jpn J Physiol 32: 971, 1982
16) Low PA, Opfer-Gehrking TL, Kihara M: Clin Auton Res 2: 29, 1992
17) McGann KP et al: Arch Fam Med 2: 1265, 1993
18) Low PA et al: Muscle Nerve 20: 1561, 1997
19) Kaciuba-Uscilko H, Grucza R: Curr Opin Clin Nutr Metab Care 4: 533, 2001
20) Anderson RK, Kenney WL: J Appl Physiol (1985) 63: 1089, 1987
21) Dufour A, Candas V: Eur J Appl Physiol 100: 19, 2007
22) Hellon RF, Lind AR: J Physiol 133: 132, 1956
23) Wyndham CH: J Appl Physiol 22: 27, 1967
24) Inbar O et al: Exp Physiol 89: 691, 2004
25) Kenney WL, Fowler SR: J Appl Physiol (1985) 65: 1082, 1988
26) Inoue Y et al: Int J Biometeorol 42: 210, 1999
27) Gagnon D, Crandall CG, Kenny GP: J Appl Physiol (1985) 114: 394, 2013
28) Foster KG et al: Age Ageing 5: 91, 1976
29) Lee JB et al: Clin Exp Pharmacol Physiol 41: 392, 2014
30) Larose J et al: PLoS One 8: e83148, 2013
31) Coull NA et al: Eur J Appl Physiol 121: 109, 2021
32) Schmidt MD et al: Physiol Rep 10: e15250, 2022

特集 エクリン汗腺のひみつ

総説 4　体温調節発汗の加齢性変化 —生涯を通じた発汗機能のレビュー

33) Inoue Y et al: Eur J Appl Physiol Occup Physiol 79: 121, 1999
34) Inoue Y, Kuwahara T, Araki T: J Physiol Anthropol Appl Human Sci 23: 289, 2004
35) Zonnefeld AG et al: Aging (Albany NY) 16: 6717, 2024
36) Eckhart L, Tschachler E, Gruber F: Front Cell Dev Biol 7: 143, 2019
37) Kondo N et al: Acta Physiol Scand 164: 71, 1998
38) Kuno Y: Human Perspiration, Charles C Thomas, Springfield, 1956
39) Namer B et al: J Physiol 587: 419, 2009
40) Minson CT et al: J Appl Physiol (1985) 93: 1644, 2002
41) Kenney WL et al: Am J Physiol 272: H1609, 1997
42) Minson CT et al: J Appl Physiol (1985) 84: 1323, 1998
43) Topham TH et al: Am J Physiol Regul Integr Comp Physiol 323: R161, 2022
44) Rowland T: J Appl Physiol (1985) 105: 718, 2008
45) Notley SR et al: Med Sci Sports Exerc 52: 2412, 2020
46) Baker LB: Temperature (Austin) 6: 211, 2019
47) Gomes LH, Carneiro-Júnior MA, Marins JC: Rev Paul Pediatr 31: 104, 2013
48) Smith CJ: Nutrients 11: 2010, 2019
49) Araki T et al: J Phys Fit Sports Med 28: 239, 1979
50) Shibasaki M et al: Eur J Appl Physiol Occup Physiol 75: 212, 1997
51) Rees J, Shuster S: Clin Sci (Lond) 60: 689, 1981
52) Arlegui L et al: Eur J Appl Physiol 121: 3561, 2021
53) Tsuzuki K: J Therm Biol 113: 103507, 2023
54) Kondo N et al: J Appl Physiol (1985) 90: 1877, 2001
55) Larose J et al: J Appl Physiol (1985) 117: 69, 2014
56) Smith CJ, Alexander LM, Kenney WL: Am J Physiol Regul Integr Comp Physiol 305: R877, 2013
57) Stapleton JM et al: Physiol Rep 2: e12078, 2014
58) Ezure T, Amano S, Matsuzaki K: Skin Res Technol 27: 569, 2021
59) Shin SH et al: Front Physiol 14: 1195272, 2023
60) Quan T: J Dermatol Sci 112: 48, 2023
61) Quan T: Biomolecules 13: 1614, 2023
62) Zorina A et al: Int J Mol Sci 23: 6135, 2022
63) Farage MA et al: Am J Clin Dermatol 10: 73, 2009
64) Guergova S, Dufour A: Ageing Res Rev 10: 80, 2011
65) Elewa RM, Abdallah MA, Zouboulis CC: J Dermatol 42: 467, 2015

66) He X, Gao X, Xie W: Int J Mol Sci 24: 15930, 2023
67) Biniek K et al: J Dermatol Sci 80: 94, 2015

羅　勝鉉　Seunghyun, Na

*順天郷大学校医科大学生理学教室／順天郷大学校未来融合大学院健康ケアビジネス学科
* 31151　大韓民国天安市東南区順天郷 6 キル 31 番地

李　惠眞　Hye Jin, Lee

順天郷大学校医科大学生理学教室

朴　兌桓　Tae Hwan, Park

順天郷大学校医科大学生理学教室

金　眞　Jin, Kim

順天郷大学校医科大学生理学教室

丁　榮鉉　Young-Hyun, Jung

順天郷大学校医科大学生理学教室

車　明勳　Myeounghoon, Cha

順天郷大学校医科大学生理学教室

李　丁範　Jeong Beom, Lee

*順天郷大学校医科大学生理学教室／順天郷大学校未来融合大学院健康ケアビジネス学科
* 31151　大韓民国天安市東南区順天郷 6 キル 31 番地

室田　浩之　Murota, Hiroyuki

長崎大学大学院医歯薬学総合研究科皮膚病態学分野
〒852-8501　長崎市坂本 1-7-1

Back Issue
2025年 4 月号
Vol.24 No.4

Visual Dermatology
ヴィジュアル ダーマトロジー　　株式会社 Gakken

特集：フレッシャーズ特集：皮膚科鉄人を決めた1例に学ぶ！ 決定版！
サブスペシャルティ選択指南　■責任編集　安部 正敏（札幌皮膚科クリニック）

◆Part1. 大学病院での診療サブスペシャルティ形成の極意：「皮膚悪性腫瘍」を極める／「手術」の魅力／アレルギーの謎を解いて，一緒に名探偵を目指しませんか？　◆Part2. 基幹病院でのサブスペシャルティ形成の秘訣：皮膚科領域における細菌感染症（丹毒・蜂窩織炎）／熱傷をサブスペシャルティにする秘訣　◆Part3. クリニックでのサブスペシャルティ形成のアート：皮脂欠乏症から得られる学び／レーザーで到達できる皮膚科診療の新境地／皮膚科専門医が行う美容皮膚科　◆Part4. 研究のサブスペシャルティをのぞいてみると……：研究は皮膚疾患の疑問に答えるための冒険／色素細胞とわたし／研究は臨床的・生物学的な疑問を解決すること
◆Part5. 皮膚科鉄人のキャリア形成の背中はこんなにも皮膚科医人生を豊かに！：行政で活躍する／医学教育／企業での皮膚科専門医

■定価　3,520円（10%税込）　ISBN 978-4-05-520144-5　　　https://gakken-mesh.jp/

現場で本当に役立つ超実践的マニュアル本!

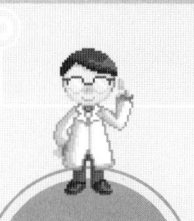

皮膚疾患データブック

診断+治療を完全攻略

診断アルゴリズムでスムーズに鑑別

疾患ごとに診断・治療の要点がパッとわかる

診断に役立つ所見を信頼度でランク付け

エビデンスを基に読み応え抜群の解説つき

著 松田 光弘

皮膚疾患をどのように鑑別診断し,治療すればよいのか。初学者でも使いやすいよう工夫を施して,疾患の基本情報から,診断・治療のアドバイスまですべて詰め込んだ1冊。

定価7,150円（本体 6,500円+税10%）
A4変型判・228頁・オールカラー
写真130点,イラスト50点
ISBN978-4-7583-2193-8

外来で鑑別診断に困ったら

季節をヒントに皮膚を診る

SEASONAL SKIN DISEASES

“季節”を切り口に,外来診療で出会うことの多い皮膚炎をビジュアルに解説!

編集 矢上 晶子
藤田医科大学ばんたね病院
総合アレルギー科 教授

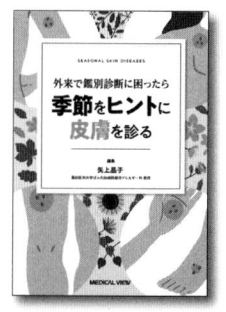

外来で出会うことの多い皮膚疾患を,春・夏・秋・冬・通年に分けて解説。病型や必要な検査,鑑別疾患はもちろんのこと,日常でどういったことに気をつけるべきかといった具体的な患者アドバイスや薬剤の処方例,専門医に紹介すべきタイミングが明記されている。

定価5,500円
（本体 5,000円+税10%）
B5判・288頁・オールカラー
イラスト15点,写真400点
ISBN978-4-7583-2190-7

皮膚外科・体表形成外科の技と理 理を普遍にいかす

Z形成・局所皮弁の作成法,皮膚移植など
皮膚外科・体表形成外科を理論から実践まで解説!

著者 岡崎 睦
東京大学大学院医学系研究科
形成外科学分野教授

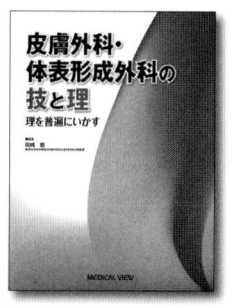

皮膚外科・体表形成外科でよく使われる手技とコンセプトについて理論的に説明し,症例に合わせた実践的なデザインや縫合法を解説。さらに,症例写真の撮影に必要な基本知識と撮影法についても解説。

定価7,700円
（本体 7,000円+税10%）
A4変型判・208頁・オールカラー
イラスト400点,写真300点
ISBN978-4-7583-2192-1

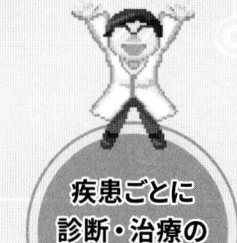

メジカルビュー社
MEDICAL VIEW
https://www.medicalview.co.jp

※ご注文、お問い合わせは最寄りの医書取扱店または直接弊社営業部まで。
〒162-0845　東京都新宿区市谷本村町2番30号
TEL 03（5228）2050　FAX 03（5228）2059
E-mail　eigyo@medicalview.co.jp

スマートフォンで書籍の内容紹介や目次がご覧いただけます。

市場を歩く ㉗ ソウル　広蔵市場

金子 健彦（和洋女子大学）

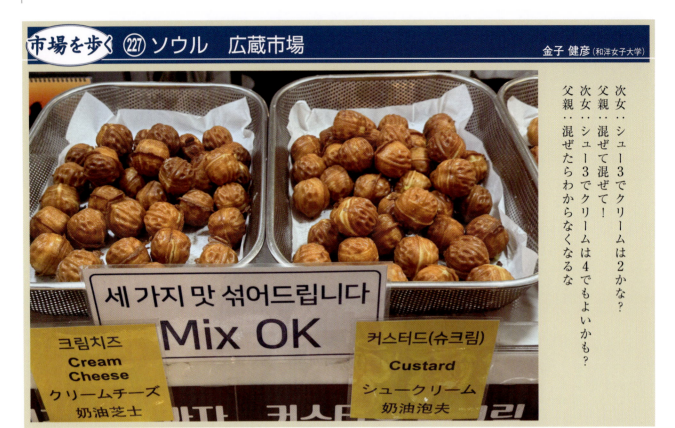

次女：シュー3でクリームは2かな？
父親：混ぜて混ぜて！
次女：シュー3でクリームは4でもよいかも？
父親：混ぜたらわからなくなるな

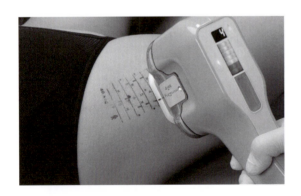

miraDry
［miraDry システム］
マイクロ波メス
医療機器製造販売承認番号:23000BZX00161000

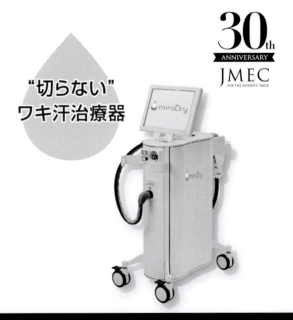

"切らない" ワキ汗治療器

30th ANNIVERSARY
JMEC

＜お問い合わせ＞
株式会社ジェイメック　https://www.jmec.co.jp
各種レーザー・ホームケア製品等を取り扱っております。
□東京本社 〒113-0034 東京都文京区湯島3-31-3 湯島東宝ビル　TEL.03-5688-1803　FAX.03-5688-1805
□札幌支店 TEL.011-748-4311　□名古屋支店 TEL.052-238-1045
□大阪支店 TEL.06-6388-1866　□九州支店 TEL.0957-35-8300

学会・セミナー情報サイト
ご登録募集中!

Seminar Concierge

特集 エクリン汗腺のひみつ

総説 **5** **Part2.** 身近な臨床に潜むエクリン汗腺のひみつ

汗の質や色調の異常
一色汗症，血汗症，sticky palm

村山　直也，室田　浩之

Key words　内在性色汗症，偽性色汗症，血汗症，ストレス，薬剤，sticky palm

ここがポイント！

① 汗の生成経路の異常や内服薬，病原菌などの外的要因により，汗の質や色調の異常を生じる．

② 色汗症は，汗そのものが着色する内在性色汗症と，無色で分泌された汗が皮膚表面で着色する偽性色汗症に分類される．さらに，由来する汗腺によってアポクリン性とエクリン性に分けられる．

③ 血汗症は顔面や手掌，頭皮に生じることが多く，十分な病歴の聴取と症状の確認が重要となる．

④ sticky palm はエトレチナートやプロトンポンプ阻害薬などが原因とされており，潜在的に存在し，見逃されている可能性がある．

はじめに

　汗は体温調節や保湿，感染対策など，ヒトの生体活動に重要な役割を有しているが，時に量の異常や，質の異常，色調の異常を生じる．多汗症に対しては保険診療で使用できる薬剤が増えてきており，無汗症の一つである特発性後天性全身性無汗症は特定疾患に指定されたことから，世間的にも医療者側でも認知度が上昇しているように感じる．

　一方で，稀ではあるが，「血が混ざった汗が出る」「色のついた汗が出る」「ベタつく汗が出る」などと訴える患者に遭遇することがある．汗の生成経路の異常や内服薬，病原菌などといった外的要因の関与が考えられる．それらの疾患の特徴，原因，治療法について，経験症例を基に紹介する．

色汗症

　色汗症は，汗そのものが着色し分泌される内在性色汗症と，無色で分泌された汗が皮膚表面で着色する偽性色汗症に分類される．さらに由来する汗腺によってアポクリン性とエクリン性に分類される（表）[1]．

　内在性アポクリン色汗症は，酸化したリポフスチンに

よって着色した汗が排出するものと定義されている．リポフスチンはリポタンパク由来の加齢性色素であり，酸化度が進むにつれて，黄→緑→青→茶→黒へと色調が変化する特徴がある．心臓や腎臓，肝臓，眼で多く観察され，加齢性の指標とされている[2,3]．皮膚においてはアポクリン汗腺にみられることがある．

　内在性エクリン色汗症は，水溶性の染料や色素，薬剤が汗に混入し，エクリン汗腺より排出されたものである．クランベリージュースの連日摂取によって生じた例や[4]，鎌状赤血球症[5]，アルコール性肝障害[6]の症例で，いずれも二次性に高ビリルビン血症から緑の色汗症を生じた報告がある．

　偽性色汗症は，正常に排出された汗が，皮膚表面で微生物や化学物質により着色するものである．原因となる色素産生性細菌には，*Corynebacterium* spp.，*Serratia marcescens*，*Bacillus* spp. が知られている[7]．薬剤性としては，ランソプラゾール内服によるアクアポリン5発現低下作用が皮膚表面の pH を変化させる機序が考えられている．また，染料を原因とするものに，フライトアテンダントのジャケットラベルによる報告[8]や，ジヒドロキシアセトン（DHA）の報告[9]がある．

特集 エクリン汗腺のひみつ

総説 5 汗の質や色調の異常 ―色汗症，血汗症，sticky palm

表 色汗症の分類（文献1より改変，転載）

	内在性色汗症		偽性色汗症
	アポクリン性	エクリン性	アポクリン性／エクリン性
定義	リポフスチンの酸化によって着色した汗が排出	水溶性の沈着物がエクリン汗腺より排出	無色で分泌された正常の汗に，微生物や外的な化学物質により着色
病因	汗腺内で酸化されたリポフスチンが汗に沈着	水溶性の物質が汗に混入 色素：アゾ色素，アントシアニン 薬剤：キニーネ	色素産生性細菌：*Corynebacterium* spp., *Serratia marcescens*, *Bacillus* spp. 染料 化学物質：ジヒドロキシアセトン（DHA） 薬剤：ランソプラゾール，トピラマート
部位	腋窩，鼠径，乳輪，顔面	全身	全身
病理	リポフスチン顆粒	著変なし	著変なし
診断	組織でリポフスチン顆粒の自家蛍光（360 nm）	水溶性染料，色素，薬剤の使用歴	細菌，真菌培養 抗菌薬の内服・外用や，皮膚表面の保清での改善
治療	10〜20％塩化アルミニウム，カプサイシンクリーム，A型ボツリヌス毒素	色素や染料の使用中止	抗菌薬の内服・外用 皮膚表面の保清
予後	再発性 加齢とともに自然軽快	さまざま	良い

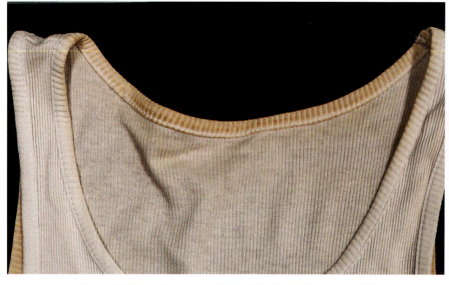
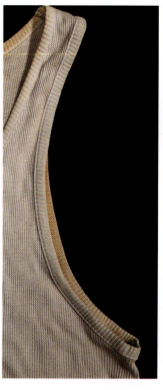

図1 10歳代，男性．色汗症．持参した下着（2月，感冒時）（文献10より転載）
上背部や腋窩部が茶褐色に着色している．

◆症例
10歳代，男性．
主訴：下着の着色．
既往歴：小児喘息（現在無治療）．
常用薬：なし．

現病歴：20XX年12月にカルシウム含有のサプリメント摂取を開始するも，1カ月で中止．翌年1月，インフルエンザ罹患時に発熱（39℃）とともに大量に発汗した際や，屋外で1日中テニスをした後に，下着の上背部や腋窩部が茶褐色に着色した（図1）[10]．

身体所見：皮疹なし．

血液検査所見：WBC 6,900/μL（Neut 60.7%，Lymp 28.3%，Mono 6.5%，Eos 3.9%），RBC 533×10^4/μL，Hb 15.4 g/dL，Ht 45.7%，Plt 19.1×10^4/μL，TP 7.9 g/dL，T-Bil 0.8 mg/dL，AST 18 U/L，ALT 15 U/L，LDH 133 U/L，GLU 96 mg/dL，BUN 9 mg/dL，Cre 0.78 mg/dL，CRP 0.06 mg/dL，Na 141.0 mEq/L，K 4.3 mEq/L，Cl 105 mEq/L，Ca 9.8 mg/dL，P 3.4 mg/dL，Mg 1.9 mg/dL，Fe 52 μg/dL．

汗の所見：サウナで発汗誘発し回収した汗は無色，透明，無臭であった．試験紙迅速検査で潜血は陰性であった．

病理組織学的検査，培養検査所見：同意が取得できず施行できなかった．

サプリメント：カルシウム含有食品（主成分：ミルクカルシウム）．

経過：治療なしで自然軽快した．

考察：本症例では着色の部位は上背部と腋窩であり，異所性を含むアポクリン汗腺の関与が考えられた．色汗症の症状は一時的で自然軽快しており，年齢的にアポクリン汗腺の発達時期に一致したものと推察された．感染症による高熱や長時間の屋外での運動は極度のストレス状態と考えられ，酸化ストレスの関与を想起させた．これらの発症部位や発症時の状況，臨床経過はアポクリン汗腺に存在するリポフスチンの関与が考えられるものではあったが，病理組織学的検査は施行できず，リポフスチンの証明はできていない．

色汗症は生命予後に関わることはないものの，その特異な症状から，強く不安に思う患者も多い．色汗症を疑う場合には詳細な問診と，病理組織学的検査，微生物培養検査を基に鑑別し，各分類に応じた対応により改善が期待できる．

血汗症

血汗症は，きわめて稀な疾患であり，外傷のない皮膚や粘膜から血液を含む汗のような液体が排泄される．この疾患の原因や病態は不明であるが，強い精神的または身体的ストレスが誘因となり，汗腺周囲の毛細血管における交感神経の過活動による血管透過性の亢進が，赤血球の漏出と汗腺への血液成分の排出をひきおこすことが示唆されている[11]．

1）症状と診断

血汗症は，顔面や手掌，頭皮に生じることが多く，十分な病歴聴取と出現する症状の確認が必要である．分泌物に血液成分（赤血球など）の存在を生化学的に確認し，身体診察，および各種検査により，出血傾向や，凝固異常などの否定が必要である．詐病や，自傷行為の除外も重要である．

2）治療法

現在，血汗症の標準的な治療法は確立されていないが，β遮断薬（プロプラノロール塩酸塩）や水道水イオントフォレーシスが奏効した報告がある．精神的ストレスの関与が疑われる場合は心理療法が効果的である場合があり，ストレス管理や抗うつ薬，抗不安薬が症例に応じて試みられている[12~14]．

sticky palm

sticky palm は，本邦ではこれにあたる診断名はなく，海外ではわずかだが sticky palm のほか，sticky hand，sticky skin，sweaty hand として報告されている．「手がベタつく」ことを主訴とし，原因は主に薬剤性と考えられている．エトレチナートによって手掌のエクリン汗腺からのグリコプロテイン分泌が亢進していると推察されている[15]．Polsen らは化学療法の有害事象として生じた sticky skin を報告し，ケトコナゾール＋ドキソルビシン塩酸塩での治療を行ったアンドロゲン非依存性前立腺癌の 28 症例のうち，8 例に sticky skin が生じている[16]．一般的にケトコナゾールの抗真菌活性は真菌の CYP450 dependent lanosterol 14α-demethylase を阻害することで発揮される．sticky skin の発症機序の考察として，高濃度のケトコナゾールが哺乳類の特定の CYP を阻害する作用を有していること[17]や，マウス実験では *in vivo*，*in vitro* でケトコナゾールがレチノイン酸の CYP を介した代謝を阻害すること[18]，ケトコナゾールの CYP 阻害作用によって内因性レチノイン酸の血中濃度が増加したことをあげている[19]．

また，Alkeraye らは消化性潰瘍薬のプロトンポンプ阻害薬（PPI）を誘因とした症例を報告している．ランソプラゾール 30 mg を内服開始後 3 週間で発症した症例と，エソメプラゾールマグネシウム水和物 20 mg を内服開始後 2 週間で発症した症例があり，いずれも内服を中止すると改善している[20]．

特集 エクリン汗腺のひみつ

総説 5 汗の質や色調の異常 ―色汗症，血汗症，sticky palm

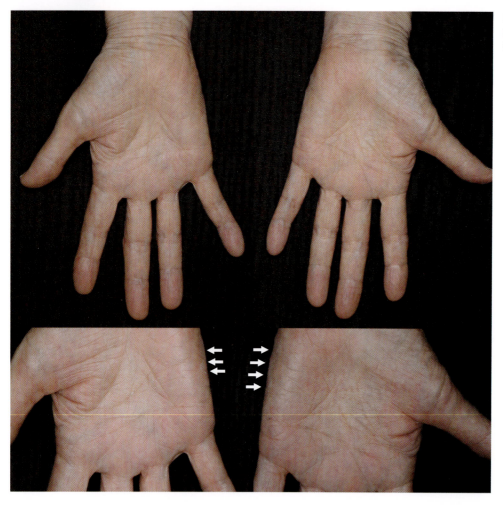

図2 70歳代，女性．sticky palm（文献21より転載）
紅斑なし．小指球部に落屑あり（⇨）．

◆症例
70歳代，女性．
主訴：掌蹠の多汗と汗の粘稠化．
既往歴：過敏性腸症候群，骨粗鬆症．
常用薬：トリメブチンマレイン酸，アンブロキソール塩酸塩，アレンドロン酸ナトリウム水和物，アルファカルシドール．
現病歴：数年前から掌蹠の多汗と汗の粘稠化を自覚していた．同時期より汗の出ていないときは掌蹠に乾燥と痒みを伴っていた．汗の関与を疑われ当科紹介となった．
身体所見（図2）[21]：手掌小指球部に落屑あり．それ以外の皮疹なし．手を触診すると，ベタつきがある汗をかいている．
汗の所見：粘稠性のある汗の排泄は1日数回，不定期に経験するが，睡眠中には生じない．掌握により誘発し，手掌での発汗を換気カプセル法で計測した．左手掌1.4 mg/分，右手掌1.2 mg/分であり，左右とも発汗過多を認めた．
血液検査所見：施行していない．
臨床経過：発症時期からトリメブチンマレイン酸，アンブロキソール塩酸塩，アレンドロン酸ナトリウム水和物，アルファカルシドールを内服していた．関与の可能性が低いと思われたアルファカルシドール以外の薬剤を中止したところ，しだいに症状が軽減した．
診断：自覚症状と臨床経過から，sticky palmが考えられた．

本症例では既報にある薬剤は使用していない．本症例の被疑薬のトリメブチンマレイン酸は，低用量使用時にアセチルコリン分泌が促進され，消化管運動を促進する作用がある．アンブロキソール塩酸塩は，肺胞分泌物の促進や，気道粘液分泌促進などの作用がある．いずれも発汗への作用は知られておらず，関連は不明である．

sticky palmは本邦では認知度の低い疾患，症状である．原因とされる薬剤はエトレチナートやPPIといった皮膚科や内科での頻用薬が含まれるため，潜在的に存在し，見逃されている可能性がある．

おわりに

汗が関わる稀な疾患として色汗症，血汗症，sticky palmについて解説した．これらの疾患は患者に身体的な不快感を与えるだけでなく，外見や社会生活への影響も大きく，心理的負担を伴うことがある．QOLを低下させるこれらの疾患に対して，医療機関を受診した際にも疾患として認知されないことがあり，診断や治療の遅れにつながることがある．発症機序については未解明の部分も多く，診断方法や治療方針が確立していない点は課題であり，症例を集積する必要がある．

文献

1) Nair PA et al: Indian Dermatol Online J 8: 42, 2017
2) 柳 靖雄，坂本泰二，山下英俊：あたらしい眼科 25: 1685, 2008
3) 近藤嘉高，石神昭人，丸山直記：医のあゆみ 227: 563, 2008
4) Jaiswal AK, Ravikiran SP, Roy PK: Indian J Dermatol 62: 675, 2017
5) Park JG, Prose NS, Garza R: Pediatr Dermatol 34: e273, 2017
6) Uzoma M, Singh G, Kohen L: JAAD Case Rep 3: 273, 2017
7) Tempark T et al: Int J Dermatol 56: 496, 2017
8) Poh-Fitzpatrick MB: J Am Acad Dermatol 4: 481, 1981
9) Takita Y et al: J Dermatol 33: 230, 2006
10) 村山直也ほか：発汗学 26: 56, 2019
11) Kluger N: Acta Dermatovenerol Alp Pannonica Adriat 27: 85, 2018
12) Murota H et al: J Dermatol 47: 166, 2020
13) Takeyama M et al: Pediatr Int 65: e15615, 2023
14) Matsuoka R, Tanaka M: Pediatr Int 62: 1001, 2020
15) Penneys NS, Hernandez D: N Engl J Med 325: 521, 1991
16) Polsen JA, Cohen PR, Sella A: J Am Acad Dermatol 32: 571, 1995
17) Feldman D: Endocr Rev 7: 409, 1986
18) Van Wauwe JP et al: J Pharmacol Exp Ther 245: 718, 1988
19) Van Wauwe JP et al: J Pharmacol Exp Ther 252: 365, 1990
20) Alkeraye S, Baclet Y, Delaporte E: JAMA Dermatol 152: 722, 2016
21) 村山直也，今福 武，室田浩之：発汗学 28: 13, 2021

村山　直也　Murayama, Naoya

佐世保市総合医療センター皮膚科
〒857-8511　佐世保市平瀬町9-3

室田　浩之　Murota, Hiroyuki

長崎大学大学院医歯薬学総合研究科皮膚病態学分野
〒852-8501　長崎市坂本1-7-1

Back Issue 2025年3月号 Vol.24 No.3

Visual Dermatology ヴィジュアル ダーマトロジー　株式会社 Gakken

特集：成人食物アレルギーを極める！

■責任編集　猪又 直子（昭和大学医学部皮膚科学講座）

総論：成人食物アレルギーの全貌に迫る　◆Part1. 職業性に生じる経皮感作：職業性に生じる食物アレルギー／寿司店でのアルバイトを機に生じた魚類アレルギー　◆Part2. 美容による経皮感作：美容による経皮感作型食物アレルギー／加水分解コムギによるアレルギー／コチニール色素アレルギー　◆Part3. 意外な交差反応：食物アレルギーにおける交差反応／納豆アレルギーは海からやってくる／α-Gal 症候群／pork-cat syndrome —豚肉摂取時両手掌の腫脹が初発症状であったトリマーの1例—　◆Part4. 隠れたアレルゲンを探す！：隠れたアレルゲンをみつけよう！～善良市民に紛れた容疑者 hidden allergen を探せ！～

■定価　3,520円（10%税込）　ISBN 978-4-05-520143-8

https://gakken-mesh.jp/

特集 エクリン汗腺のひみつ
総説 6　Part2. 身近な臨床に潜むエクリン汗腺のひみつ

汗疱・異汗性湿疹のひみつ
―汗疱の病態メカニズムを解説する

村上　正基

Key words　汗疱，異汗性湿疹，水疱性変化，アクアポリン

ここがポイント！

① 汗疱と異汗性湿疹の病名はほぼ同義語として扱われる．
② 水疱性変化はエクリン汗腺との直接的関連性はない．
③ 海外では intraepidermal vesicular dermatitis の一型とみなされている．
④ 多汗症の関与が疑われる．
⑤ 金属アレルギーの関与が強く疑われる．

はじめに

　汗疱（pompholyx）・異汗性湿疹（dyshidrotic eczema）の特徴ある皮疹とは，手掌・足底に単発あるいは集簇性に生じる表皮内水疱である（図1）．この水疱形成時に瘙痒や疼痛を伴うことが多く，通常の湿疹・皮膚炎に比較して，日常生活での支障を訴えて来院する患者も多い．汗疱は，水疱の外観から「水疱性湿疹」という意味のギリシャ語に由来する「泡，気泡」を意味する言葉で，あたかも表皮下に泡が生じたかのようにみえることから名づけられたとする説がある．また異汗性湿疹は，「汗による湿疹」という意味で，かつては汗腺の異常が原因と考えられていたため，このように名づけられたとされていたが，その後の検討の積み重ねで，この水疱性変化がエクリン汗腺との直接的な関連性はないという理解に落ち着いた[1]．発症時期に着目して，急性型＝汗疱，亜急性・慢性型＝異汗性湿疹とする意見もみられるが[2]，現在は汗疱＝異汗性湿疹との考えが有力となり，海外では intraepidermal vesicular dermatitis として，palmoplantar eczema の一型に汗疱が位置づけられている[3]．本邦の皮膚科教科書においても，両者をほぼ同様のものとして取り扱い，湿疹性変化の程度に応じて両者の病名をあえて使い分ける場合もみられる[4]．本項では，汗疱（異汗性湿疹）の病態メカニズムについて最新の研究成

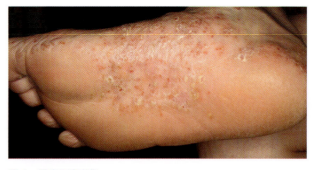

図1　汗疱の臨床像
小水疱は表皮内水疱（deep seated vesicle）の形をとる．拡大すると表皮表面に突出，緊満性となり集簇し，さらに多房性の大型水疱となる．

果を基に解説し，疾患理解の一助となることを期待する．

汗疱の原因とされているもの

　Yokozeki らは，汗疱患者の発汗量は正常対照群の2.5倍に上ることを見出した．さらに金属アレルギーとしてニッケル（28％），コバルト（16％），クロム（20％）の関与が確認され，経口負荷試験にて金属アレルギー陽性患者の67％に水疱性の反応を確認したことで，汗疱と多汗症，汗疱と金属アレルギーの関連性を示した[5]．また，2007 年の Guillet らによる 120 例の汗疱症例を対象にした発症原因の調査報告によると，アレルギー性接触

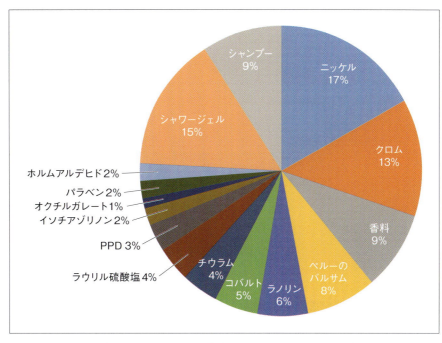

図2　アレルギー性接触性汗疱の原因物質（パッチテスト陽性率，n＝193）（文献1を参考に筆者作成）

汗疱が67.5％を占め，その内訳としては衛生用品不耐症（46.7％），金属アレルギー（25.0％），ゴム，ホルムアルデヒド，ラノリン，PPD，ペルーのバルサム（28.3％）などであった．さらに特定されたアレルゲンとしては，ニッケル，クロム，香料，ラウリル硫酸塩などがあげられている（図2）[1]．彼らはさらに，約40％の患者に手掌・足底の局所多汗の経験があり，これはコントロール群での局所多汗の経験者（7.0％）に比較して有意に高かったことを報告し，改めて多汗症の関与の可能性を指摘している[1]．

しかしながら，これらの現象がどのように汗疱の発症や病態に関与しているか，直接的な病態との関連性という点については明らかとなっておらず，今後の研究が大いに待たれるところである．また，水チャネルタンパク質であるアクアポリンが，汗疱を含む湿疹の病態に関与している可能性についての指摘があり，ケラチノサイトでのアクアポリン3および10の過剰発現が，汗疱患者にみられる慢性的な皮膚の脱水症状の原因である可能性が報告されている[6]．汗疱とエクリン汗腺の関係が強く示唆されるものの，汗疹と同様に，エクリン汗腺のトラブルにより汗疱が発症するという決定的な報告は現在のところなされていない．

表皮内小水疱は湿疹性変化の結果生じる

病変部小水疱からの皮膚生検組織では，もっとも特徴的な病理組織学的所見として表皮内小水疱の形成が認められるが，これに加えての所見として，spongiosis，小円形細胞によるexocytosis，intercellular edemaなどから構成され，これらがいわゆるintraepidermal vesicular dermatitisの像を形成する（図3）[7]．この所見は汗疱が病理組織学的に湿疹性変化を呈することを示す．

この病変部での細胞間隙の拡大の原因として，細胞間隙へのヒアルロン酸（hyaluronic acid：HA）の発現・蓄積およびこれに伴う水溶性成分の流入による細胞間浮腫，そしてそれに続く小水疱の形成のメカニズムが考えられたため，筆者らは汗疱水疱病変部の病理組織を用いてHAの発現・蓄積の検証を行った[7]．当該実験結果を図4[7]に示す．表皮，とくにspongiosisを呈する病変部（図4a）[7]では，HAの発現がメッシュ状に認められ（図4b, c：緑色部）[7]，水疱内の一部にもHAの著しい蓄積（またはクラスター形成）が観察される（図4c：緑色部）[7]．確認実験（消化実験）のため，組織切片をヒアルロニダーゼ処理しHA染色を施行したところ，表皮および水疱に発現していたHAのシグナルは著明に発

特集 エクリン汗腺のひみつ

総説 6 汗疱・異汗性湿疹のひみつ —汗疱の病態メカニズムを解説する

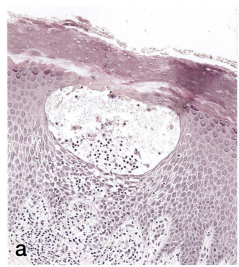
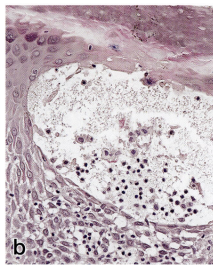

図3 汗疱の病理組織像（文献7より転載）
（a）弱拡大，HE染色．
（b）強拡大，HE染色．
初期の表皮内小水疱に相当し，水疱内には多数の小円形細胞（分葉核はほぼみられない），周囲細胞との細胞接着が外れて脱落したケラチノサイトがみられる．

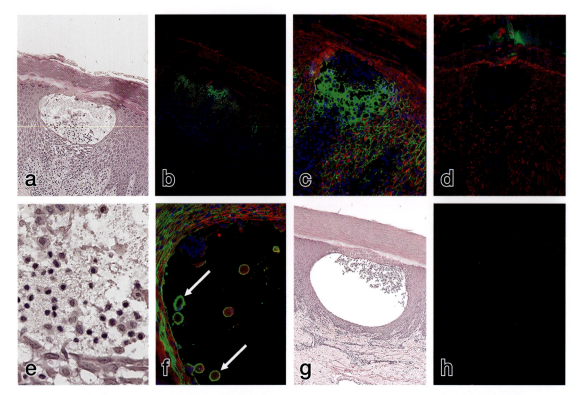

図4 ビオチン標識HA-specific probeによる汗疱（a〜f）と掌蹠膿疱症（g, h）の染色像（文献7より転載）
（a〜f）汗疱．（g, h）掌蹠膿疱症．（f）⇨：個細胞化したケラチノサイト．

現低下した（図4d）[7]．水疱内のやや大型な類円形細胞はHA染色陽性で，これらは水疱内に剥がれ落ちて類円形に縮小，個細胞化したケラチノサイトであった（図4e, f：⇨）[7]．また，汗疱の鑑別疾患となる掌蹠膿疱症の患者サンプルを用いて，同様の検討を行った（図4g）[7]．水疱周囲表皮内に，汗疱には認められたメッシュ状のシグナルを認めることはできず，掌蹠膿疱症はやはり湿疹性変化ではないことが改めて確認された（図4h）[7]．これらの結果により，汗疱の細胞間浮腫構成成分中にHAが含有されることが証明され，湿疹性変化におけるHA発現様式に関する報告[8]と同様の結果が得られたことで，汗疱の病態は湿疹性変化であること

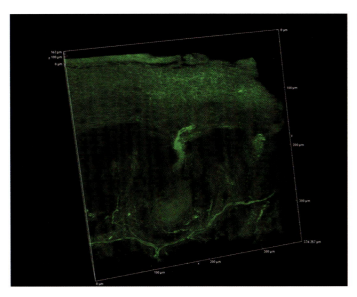

図5　正常表皮内汗管の三次元構造（文献9より転載）
角層表面は漏斗状に陥凹し，表皮内汗管はらせん構造を呈している．

が改めて確認された．

エクリン汗腺との関連性

　確かに汗疱患者に局所多汗症が高率に併存していることから，汗疱の水疱とエクリン汗腺との連続性が疑われるものの，両者の直接的な関連性を形態学的・病理組織学的に証明した既報論文は残念ながら見当たらない．はたして表皮内汗管からリークしたエクリン汗により病変部水疱が直接形成されているのであろうか．手指，足趾などの指腹に小水疱が多発することから，ここを観察対象とした病理組織学的検索がなされる必要があるが，通常のHE染色あるいは免疫組織化学染色に用いる厚さ約3 μm の組織切片では，水疱の生ずる表皮内汗管を網羅的に観察するために何十枚もの連続切片の作製がまずは必要となり，このことも表皮内汗管の形態学的観察を困難にしていることの要因となっている．

　この形態学的二次元観察の壁を乗り越えるためには，表皮内汗管などの汗腺構造を三次元で観察する新しい手技が必要となった．筆者らは厚さ500 μm 程度の組織（3 μm 組織切片で約166枚分）を使用して，新規蛍光ソルバトクロミック色素と二光子顕微鏡の組み合わせによる新規三次元組織観察法を開発し，角層から表皮真皮境界部までの表皮内汗管のらせん構造を，立体的かつ一体的に可視化することに成功し報告した（図5）[9]．この手法を用いて，表皮内水疱・膿疱を形成する掌蹠膿疱症と汗疱について観察を行ったところ，掌蹠膿疱症の表皮内水疱・膿疱化水疱と表皮内汗管の明らかな連続性が認められた（図6）[10]．図6aは水平方向の水疱観察画像で，表皮内汗管の一部（十字線部）に汗管構造の欠損を認めた．図6bおよび図6cは図6aの側面垂直断端画像で表皮内汗管の走行が確認される．図6dは図6aの拡大画像で白色矢印部に汗管構造の欠損を認める．しかしながら，汗疱の表皮内水疱と表皮内汗管の明らかな連続性については，これまで多数の症例からのサンプルの観察を継続しているものの，いまだに見出すことができていない（未発表データ）．現時点では汗疱の小水疱形成は，掌蹠膿疱症の表皮内水疱形成機序（表皮内汗管からのエクリン汗の流出による直接的な水疱形成）とは同様ではないと考えざるをえない．むしろ，前述の湿疹性変化に伴うHAなどの液性成分が主体となって，細胞間浮腫から水疱形成が生じ，もし水疱内容に汗成分が関与しているとしても，それはこの湿疹性変化に伴う二次的なものである可能性が高そうである．今後，この点に関する形態学的な証明がなされ，エクリン汗腺との関連性の議論に決着がつくことが期待される．

おわりに

　汗疱の病態メカニズムについて，既報論文から推察される現時点での考えを述べた．"湿疹性変化"であるということにおそらく異論はないものの，エクリン汗腺との関連性については，現時点では否定的であるとはいえ，さらなる直接的エビデンスを示さないと議論に完全に決着がついたとはいえないかもしれない．common diseaseと侮ることなく，この分野における今後の研究

特集 エクリン汗腺のひみつ

総説 6　汗疱・異汗性湿疹のひみつ ―汗疱の病態メカニズムを解説する

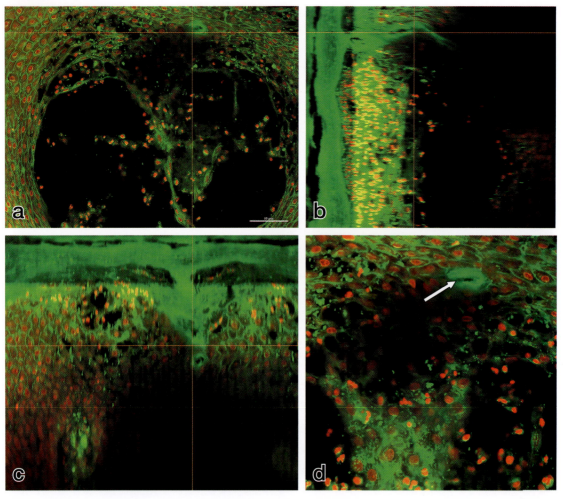

図6　掌蹠膿疱症の病変部膿疱化水疱の構造（文献10より転載）
表皮内汗管の一部が明らかに欠損し（d：⇨），周囲膿疱化水疱との連続性を示している．

発展が期待される．

文献

1) Guillet MH et al: Arch Dermatol 143: 1504, 2007
2) Wollina U, Abdel Naser MB: Expert Opin Pharmacother 5: 1517, 2004
3) Doshi DN et al: Vesicular Palmoplantar Eczema. Fitzpatrick's Dermatology in General Medicine, 8e（Goldsmith LA et al eds），McGraw-Hill Medical, New York, p.187, 2012
4) 清水 宏：汗疱，異汗性湿疹．あたらしい皮膚科学 第3版，中山書店，東京，p.128, 2018
5) Yokozeki H et al: J Dermatol 19: 964, 1992
6) Soler DC et al: Med Hypotheses 84: 498, 2015
7) Murakami M et al: Br J Dermatol 181: 1325, 2019
8) Ohtani T et al: J Invest Dermatol 129: 1412, 2009
9) Murakami M et al: Acta Histochem Cytochem 53: 131, 2020
10) Murakami M et al: J Dermatol Sci 102: 130, 2021

村上　正基　Murakami, Masamoto
宮崎大学医学部解剖学講座組織細胞化学分野
〒889-1692　宮崎市清武町木原5200

特集 エクリン汗腺のひみつ

case 1　Part2. 身近な臨床に潜むエクリン汗腺のひみつ

コリン性蕁麻疹に対する発汗負荷が発症に関与したと考えられた eruptive syringoma-like eruption

水川　良子

Key words　コリン性蕁麻疹，発汗負荷，eruptive syringoma-like eruption

◆ 症　例

30歳代，男性．

現病歴：17歳ごろより，瘙痒を伴う小型の皮疹が入浴後や運動後に全身に生じるようになった．コリン性蕁麻疹の診断で，抗ヒスタミン薬に加えステロイドの不定期内服をしていたが，難治のため当科を紹介された．発汗低下を伴うコリン性蕁麻疹の診断のもと，オロパタジン塩酸塩内服，保湿剤外用に加え，入浴および運動による発汗負荷を開始した．発汗負荷開始後，発汗は改善傾向を示すと同時に，コリン性蕁麻疹も初診時の3〜5割程度に改善した．

現症：経過良好であった初診1年2カ月後，上肢屈側，側腹部，大腿内側に，左右対称性に自覚症状のない粟粒大前後の丘疹が多発していることに気がついた（図1）．

◆ 鑑別疾患と臨床診断

① 汗管腫：エクリン汗腺および真皮内汗管の増生による良性の腫瘍性疾患で，播種状多発する eruptive syringoma は比較的稀とされる．病理組織学的には，真皮内に大小さまざまな管腔構造と索状構造がみられる．オタマジャクシ様といわれる短い索状の構造を有する特徴的な像がみられる．

② 光沢苔癬：幼小児に好発する．軀幹を中心に半米粒大までの常色，表面は平滑で光沢を有する丘疹が播種状多発する．自覚症状に乏しい．病理組織学的に丘疹の辺縁の表皮突起が内側に軽度延長し，表皮直下〜真皮上層にリンパ球，組織球，類上皮細胞などが浸潤する．

③ 青年性扁平疣贅：青年期に好発し，顔面から頸部にみられることが多いウイルス感染症である．半米粒大までのわずかに皮表より隆起する扁平な丘疹で，常色〜褐色調を呈する．Köbner 現象を生じる．病理組織学的に中等度の過角化，表皮肥厚と顆粒層の肥厚を認める．顆粒層には空胞細胞がみられる．

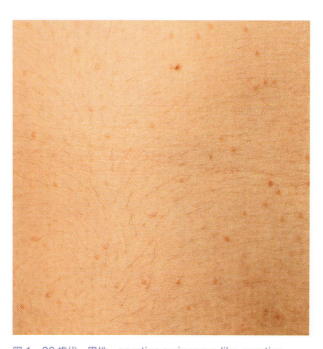

図1　30歳代，男性．eruptive syringoma-like eruption
腹部の粟粒大前後の常色〜淡紅色丘疹．前腕を中心に上肢屈側，側腹部〜腰部にも同様の小型の丘疹が播種状多発している．皮疹は孤立性で，軽度の浸潤を伴っている．

◆ 検査と確定診断

前述の疾患を鑑別疾患として，確定診断のために温熱負荷後に病理組織学的検査を行った（図2，3）．真皮中層〜下層にかけて汗腺および汗管の島状の増生を認め，個々の汗腺・汗管は一部で開大していた．拡大像では，汗腺内腔にエオジンに淡く染まる無構造物質の沈着がみられ，ダームシジン（DCD）陽性で，汗の貯留と考えられた．オタマジャクシ様構造は確認されなかった．

◆ 確定診断

以上の病理組織学的所見から，本症例でみられた汗腺・汗管の増生は腫瘍性ではなく，発汗負荷による反応性の汗腺・汗管の増生と考え，eruptive syringoma-like eruption と診断した．

特集 エクリン汗腺のひみつ

case 1 コリン性蕁麻疹に対する発汗負荷が発症に関与したと考えられた eruptive syringoma-like eruption

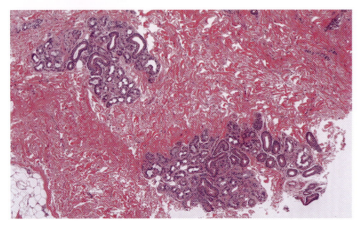

図2 前腕の丘疹の病理組織像（HE染色）
比較的小型の汗腺・汗管が多数みられる．明らかな異型性はなく，細胞の変性像もみられない．

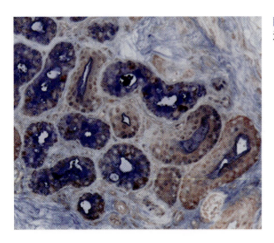

図3 病理組織像（DCD染色）
汗腺・汗管の内腔にDCD陽性物質の貯留を認める．

■ 治療と経過

　発汗負荷を行い，発汗低下およびコリン性蕁麻疹が改善する過程で本疾患が発症したこと，生検組織で汗の貯留像がみられたことから，発汗負荷により産生された汗の排出の停滞（汗の通過障害）が発症に関与している可能性が示唆された．そこで，発汗負荷を継続することで汗の排出が改善されれば治癒に至ると予想した．実際，発汗負荷を継続し，開始から2年2カ月後には発汗は健常範囲に回復，コリン性蕁麻疹も略治し，小型の丘疹もほぼ消褪した．

■ 本症例のポイント

　軀幹に多発する eruptive syringoma は頸部や腋窩，鼠径などの間擦部に好発することが知られ，外的刺激や放射線照射，皮膚炎などの炎症が発症の契機となっている可能性が推察されている[1]．筆者らは以前に自然消褪する eruptive syringoma を経験し，本疾患は必ずしも腫瘍性ではない可能性を示した[2]．また本症例では，もともとの発汗低下がある状態に発汗負荷を行ったことが発症の一因と考えられた．個々の丘疹は皮溝に一致していたことから，汗孔に一致して発症したことが示唆された．さらに，発汗回復時に丘疹が消褪したことから，病理組織学的所見でみられた汗腺・汗管の増生は真の増生ではなく，発汗負荷により蛇行した汗管を増生と捉えている可能性も考えられた．

文献

1) Yoshii N et al: J Dermatol 33: 36, 2006
2) 水川良子，塩原哲夫：J Visual Dermatol 1: 636, 2002

水川　良子　Mizukawa, Yoshiko
杏林大学医学部皮膚科学教室
〒181-8611　三鷹市新川6-20-2

特集 エクリン汗腺のひみつ

case 2　Part2. 身近な臨床に潜むエクリン汗腺のひみつ

汗疹のひみつ

村山　千秋，室田　浩之

Key words　乳幼児，小児，水晶様汗疹，紅色汗疹，深在性汗疹

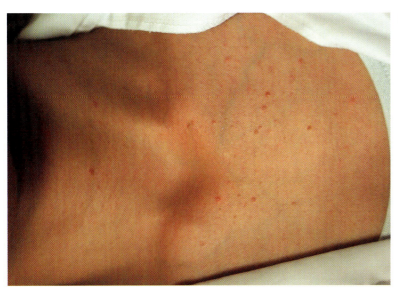

図1　10歳代，男性．水晶様汗疹（前胸部）

■ 汗疹とは

汗腺でつくられた汗は，汗管を上行し角層の汗孔から皮膚表面に排出される．滞りなく排出された汗は体温調節や皮膚の恒常性維持などに貢献する．汗管の一部が閉塞すると内腔に汗が滞留・貯留し，汗腺外への汗の漏出などに伴い炎症を生じる．これらの過程を経て生じた皮疹が汗疹である．閉塞の起点として汗で膨潤した角質や表皮ブドウ球菌により形成されるバイオフィルムと考えられている[1,2]．

■ 汗疹のリスクファクター

・乳幼児や小児．
・発熱．
・高温，高湿度な環境．
・通気性の低いタイトな服装や防水シーツの使用．
・経皮吸収貼付剤の使用[3]．
・発汗を誘発する薬剤（ベタネコール，クロニジン，ネオスチグミン）．

■ 検査と診断

特徴的な臨床像と臨床経過から診断できる．
ヘルペスウイルス関連感染症や新生児中毒性紅斑との鑑別にはTzanck testが有用．疼痛や膿疱を伴う場合は汗腺膿瘍の合併を疑い，グラム染色や培養を行う．重症例やくり返す症例では皮膚生検を行う．

■ 分　類

汗疹は，汗の排出経路の閉塞部位によって，3つに分類される．

1）角層での汗孔の閉塞→水晶様汗疹（図1）

発熱後や高温・高湿度下で生じる．新生児期から小児に多いが，成人でもみられる．
臨床：直径1mm大程度の容易に破れる小水疱．頭頸部，軀幹上部に好発．
組織：角層内，角層直下に水疱を形成する．炎症細胞浸潤はみられない．
治療：無治療で多くは24時間以内に消褪する．

特集 エクリン汗腺のひみつ

case 2　汗疹のひみつ

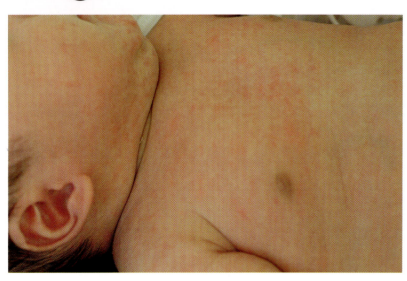

図2　3カ月, 男児. 紅色汗疹

2) 表皮上部（有棘層）での汗管の閉塞→紅色汗疹（図2）

一般的な"あせも"のこと. 強い瘙痒感を伴うため, 搔破による二次感染を生じることも多い.

臨床：2 mm 大程度の丘疹. 紅斑を伴う. 小児では頸部や腋窩, 鼠径部など皮膚が重なる部位に, 成人では軀幹上部や頭頸部, 衣服と摩擦が生じる部位に好発.

組織：汗管周囲の表皮の海綿状変化と錯角化. 汗管周囲や真皮浅層血管周囲へのリンパ球を主体とした炎症細胞浸潤.

治療：ステロイド外用やフェノール・亜鉛華リニメント外用により, 数日～1週間程度で軽快する. 二次感染が生じている場合は抗菌薬による治療もあわせて行う.

3) 表皮下部（真皮表皮境界部）での汗管の閉塞→深在性汗疹

非常に稀. 紅色汗疹をくり返す者や高温・高湿度下における労働者にみられる.

臨床：常色調で1～3 mm大の丘疹が多発する. 軀幹・四肢に好発. 皮疹は瘙痒感を伴わない.

組織：紅色汗疹と類似しているが, 汗管の損傷やリンパ球主体の炎症細胞浸潤がより顕著にみられる.

無汗による熱中症を生じる可能性があり, 全身状態の確認や生活指導が重要.

■ おわりに

汗疹は新生児から成人まで老若男女に発症する身近な疾患である. その多くは治療や適切な環境の整備により順調に軽快するが, 汗腺の損傷に伴い続発性無汗症を生じ, 熱中症のリスクが高まる可能性に留意する必要がある.

とくに汗疹をくり返す患者には, 発症を防ぐための適切な生活指導も必要である. 過度な高温・高湿度下での活動を避けること, 通気性のよい衣服の着用, 軟膏を多く塗りすぎないこと, 汗をかいた後は長時間放置せず, シャワー浴などの汗対策を行うことなどを指導する.

文献

1) Kravvas G, Veitch D, Al-Niaimi F: J Dermatolog Treat 29: 202, 2018
2) Mowad CM et al: J Am Acad Dermatol 33: 729, 1995
3) Ale I, Lachapelle JM, Maibach HI: Adv Ther 26: 920, 2009

村山　千秋　Murayama, Chiaki

長崎大学病院皮膚科
〒852-8501　長崎市坂本 1-7-1

室田　浩之　Murota, Hiroyuki

長崎大学大学院医歯薬学総合研究科皮膚病態学分野
〒852-8501　長崎市坂本 1-7-1

特集 エクリン汗腺のひみつ
case 3　Part2. 身近な臨床に潜むエクリン汗腺のひみつ

エクリン汗腺と尋常性疣贅のひみつ

江川　清文

Key words　尋常性疣贅，HPV，トロピズム，幹細胞，エクリン汗腺，汗管

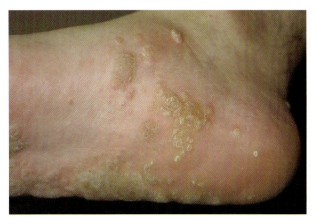

図1　20歳代，男性．尋常性疣贅（足底疣贅）．初診時臨床像
足底から側縁にかけて多発する角化性丘疹は，多くが癒合し局面を形成していた．

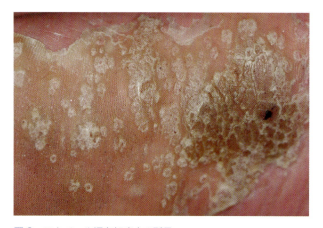

図2　エタノール湿布加療中の所見
疣贅の表面は乾燥傾向が著明で，銀白色の鱗屑を付したようになっている．干からびた鱗屑はピンセットやハサミなどを用いて比較的容易に除去できた．

症例

20歳代，男性．

現病歴：10歳ごろより手足に疣贅が多発．以来，複数の皮膚科クリニックで，液体窒素凍結療法やヨクイニンエキス剤内服を含むさまざまな治療を受けてきたが改善に乏しいため，当科を紹介受診した．

現症：初診時，両手背・手掌，両足背・足底に表面が粗糙な角化性丘疹の多発を認め，尋常性疣贅（足底疣贅）と診断した．疣贅は多くが癒合し，局面を形成していた（図1）．歩行時に違和感を覚える以外，疼痛などの自覚症状はなかった．

鑑別疾患と確定診断

尋常性疣贅の診断は，通常は臨床所見のみから容易であるが，本症例のように足底全面に及ぶような例では，角化症が鑑別にあがる．また足底に単発する場合には，鶏眼（ウオノメ）が鑑別にあがる．

本症例においては，病歴や手足に多発する臨床所見から診断は容易であった．むしろ疣贅の重症化や難治化の理由が問題であったが，疣贅に罹患していること以外は生来健康で，特記すべき合併症，既往歴や家族歴はなかった．

尋常性疣贅の確定診断のために特別の検査を要することは少ないが，必要に応じてダーモスコピー，病理組織学的検査，免疫組織化学法によるHPV抗原の検出，PCR法などを用いた原因HPV型の同定や，免疫学的検査を含む全身精査などが行われる．

治療と経過

他クリニックにおける長年の治療歴を参考にしつつ，液体窒素凍結療法，電気焼灼法，レチノイド内服，ステリハイド®（グルタラール）や活性型ビタミンD_3外用等々を試みたが，芳しい結果を得ることはできなかった．そこで，インフォームド・コンセントを得てエタノール湿布[1]を行ったところ，皮疹は著明に乾燥して干からびたようになり，ピンセットやハサミを用いて容易に摘除可能な状態になった（図2）．同様の操作をくり返したところ疣贅は徐々に退縮して，約7カ月後には，病変は皮膚紋理内にしだいに消えていくという興味深い動きを

特集 エクリン汗腺のひみつ

case 3 エクリン汗腺と尋常性疣贅のひみつ

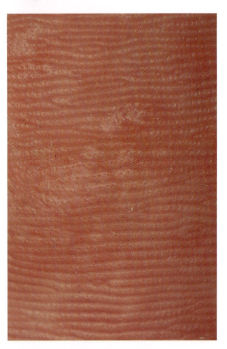

図3 皮膚紋理上に痕跡程度に残った疣贅
皮膚紋理の稜線は深表皮突起に，皮溝は浅表皮突起に対応し，エクリン汗管は深表皮突起を真皮側から貫通して稜線上に開口する．エタノール湿布をくり返していると，疣贅はしだいに退縮して稜線内に消えていった．

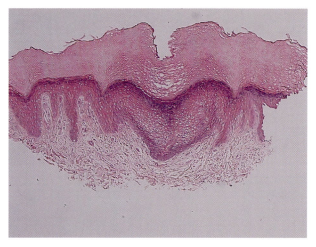

図4 エクリン汗管周囲性におこる疣贅の病理組織像（図1〜3とは別症例）
エクリン汗管は，深表皮突起内を真皮側から貫通して上行し，皮膚紋理の稜線に開口する．疣贅の初期病理組織変化が深表皮突起の基底層の汗管最深部辺りからおこっているとわかる（HE染色）．

みせながら（図3），すべて消失してしまった．

■本症例のポイント

尋常性疣贅は，扁平疣贅，尖圭コンジローマや疣贅状表皮発育異常症など臨床・病理組織学的所見，発症部位や生物学的性状の異なる他の疣贅病型とともに，ヒト乳頭腫ウイルス（human papillomavirus：HPV）が表皮角化細胞に感染して生じる良性・腫瘍性疾患である．HPVは，ウイルスゲノムとして約8,000塩基対の環状二本鎖DNAを有し，その構成塩基配列の違いから現在約230のHPV型が確認されている．

尋常性疣贅が主にHPV2，27や57型の感染で生じるなど，病型の違いがHPV型の違いによることがわかると，そのメカニズム解明が重要課題となった．なかでも発症部位の違い（HPVの感染トロピズムの違い）については，古くから表皮幹細胞がHPVの感染標的とされていたことから，表皮幹細胞面からのアプローチが妥当といえた[2]．

感染標的が科学的に明らかにされたのはCRPV（cottontail rabbit papillomavirus）が最初で，毛隆起部の表皮幹細胞というものであった．続いて，HPVが毛包に潜伏感染していることも示された．このような流れのなかで，Egawa[3,4]は（毛包を欠く）手掌足底皮膚におけるHPVの感染標的の同定を試み，エクリン汗管の可能性を指摘した（図4）．

本症例で，治療に伴い疣贅病変がしだいに小さくなって，汗孔が開口する稜線内に消えたことは，疣贅がエクリン汗管由来であったことを示唆している[5]．疣贅とエクリン汗腺の関連を知ることは，疣贅の発症病理や治療のあり方を考えるうえで重要である．

本症例ではまた，エタノール湿布の有効性が示された．作用機序の詳細は不明であるが，エタノールのタンパク凝固作用が有効性の一因と考えられる．

文献

1) 江川清文：カラーアトラス 疣贅治療考 いぼ/コンジローマ/みずいぼ，医歯薬出版，東京，p.98, 2005
2) Egawa N et al: Viruses 16: 3863, 2015
3) Egawa K: Dermatology 207: 251, 2003
4) Egawa K: Br J Dermatol 152: 993, 2005
5) 江川清文：疣贅［いぼ］のみかた，治療のしかた，学研メディカル秀潤社，東京，p.29, 2017

江川 清文 Egawa, Kiyofumi

アトピアクリニック
〒869-1101　熊本県菊池郡菊陽町津久礼2422-4 カリーノ菊陽2階

特集 エクリン汗腺のひみつ

case 4　Part2. 身近な臨床に潜むエクリン汗腺のひみつ

続発性多汗症のピットフォール
―Frey 症候群の治療経験

大嶋　雄一郎

Key words　Frey 症候群，味覚性異常発汗，A 型ボツリヌス毒素局注療法

症　例

50 歳代，男性．

現病歴：15 年前に右下顎骨骨折を受傷し，整復固定術を受けた．その 1 年後より摂食時に右耳前部周囲に異常発汗がみられ，Frey 症候群と診断された．その後症状が軽快することなく様子をみていたが，生活に支障を来すため当科紹介となった．

検査と確定診断

◆ミノール法所見：ヨードとしてポビドンヨード液 10％を，異常発汗を訴える右耳前部に少し広めに外用し，乾燥した後にデンプンを塗布した．患者申し出により，もっとも唾液の分泌が促されるという梅干しを食べて測定した．その結果，右側頭部〜頬部にかけてヨウ素デンプン反応による黒紫色変化を認めた（図 1）[1]．

◆確定診断

右下顎骨骨折後の Frey 症候群．

治療と経過

ミノール法で，黒紫色変化した部分が網羅されるように 1 cm 間隔にて 50 カ所マーキングをした（図 2）[1]．A 型ボツリヌス毒素を 1 カ所当たり 2 単位ずつ計 100 単位皮下注射した．局所注射 1 カ月後（図 3）[1] には味覚性異常発汗は認めなくなり，治療効果は約 1 年間持続した．

本症例のポイント

本来，舌咽神経の下神経節から出た副交感神経線維が耳神経節に入り，そこから出た耳介側頭神経が耳下腺を刺激することで唾液を出させる．Frey 症候群では耳介側頭神経が耳下腺に入る場所が外傷，炎症，手術など何らかの原因で障害され，障害された耳介側頭神経が再生する際に汗腺を過誤支配してしまうことで異常発汗を生じる[2]．

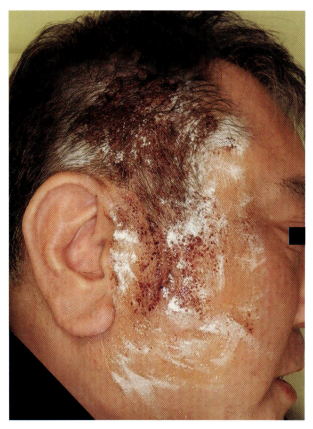

図 1　50 歳代, 男性. 治療前のミノール法所見（文献 1 より転載）
右側頭部〜頬部にかけて味覚性異常発汗を認める．

Frey 症候群の治療法は，スコポラミン臭化水素酸塩水和物やアルミニウムトリクロライドによる局所外用療法[3]，A 型ボツリヌス毒素局注療法[3]，神経切断術や大腿筋膜移植術などによる手術療法[4]，耳介神経節ブロックなどが報告されている．本症例では A 型ボツリヌス毒素局注療法を選択した．理由として，外用療法のように頻回の外用が必要なく，1 回の施術で半年以上の効果が期待できるためである．また手術療法と比較し，治療時間が短く，傷跡が生じない，現状より悪くなることが少ない点があげられる．手術療法はもう一度手術を受け

特集 エクリン汗腺のひみつ

case 4　続発性多汗症のピットフォール —Frey 症候群の治療経験

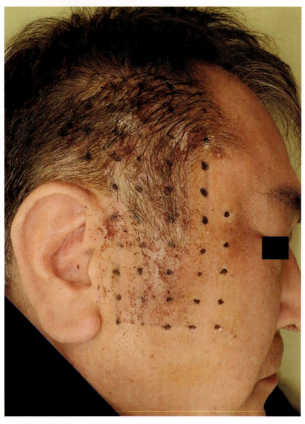

図2　A型ボツリヌス毒素局所注射部位（文献1より転載）
ミノール法にて黒紫色変化した部分が網羅されるように1 cm間隔にて50カ所マーキングしている.

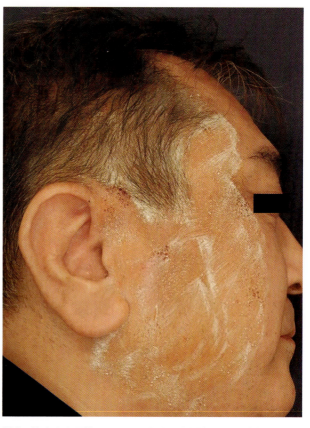

図3　治療1カ月後のミノール法所見（文献1より転載）
右側頭部～頬部にかけて味覚性異常発汗を認めない.

ることへの不安や心理的ハードルも高いと考えた．A型ボツリヌス毒素局注療法の欠点は，あくまで対症療法であり反復の施術が必要である，中和抗体産生のリスク[5]，局所多汗症での保険収載は重度腋窩多汗症に対してのみであり，Frey症候群に対しては自費診療で行わなければならないことなどがあげられる．

　Frey症候群のA型ボツリヌス毒素局注療法は，投与後の再発までの期間は5～67カ月[6]，施術後1年での再発率が27％，2年で67％，3年で92％と報告されている[2]．これは解剖学的に掌蹠のエクリン汗腺の数が400～600個/cm^{2}であるのに対し，顔面は約200個/cm^{2}と少ないためであり[7]，掌蹠多汗症に対するA型ボツリヌス毒素局注療法より再発までの期間は長い．また，脱神経後の神経終板再生時に一部が正常支配に戻る可能性があるとされている[8]．このことから，Frey症候群に対するA型ボツリヌス毒素局注療法は比較的長期間効果が持続することが示唆される．

　本症例は，第300回日本皮膚科学会東海地方会（2022年）にて発表し，文献1にて既報済みであり，文献1から許諾を得て掲載した．

文献

1) 内堀貴文，大嶋雄一郎，渡辺大輔：皮膚臨床 66: 109, 2024
2) 石川亜佐子ほか：ペインクリニック 30: 645, 2009
3) Schmelzer A, Rosin V, Steinbach E: Laryngorhinootologie 71: 59, 1992
4) 中村昭一ほか：日口腔外会誌 27: 1146, 1981
5) Naumann M et al: Mov Disord 25: 2211, 2010
6) Steffen A et al: J Laryngol Otol 126: 185, 2012
7) Sato K et al: J Am Acad Dermatol 20: 537, 1989
8) Swanson KS, Laskin DM, Campbell RL: J Oral Maxillofac Surg 49: 680, 1991

大嶋　雄一郎　Ohshima, Yuichiro

愛知医科大学皮膚科学講座
〒480-1195　長久手市岩作雁又1-1

特集 エクリン汗腺のひみつ
総説 7 Part3. エクリン汗腺の関わる難病のひみつ

EDARシグナル（低汗性外胚葉形成不全症）のひみつ

下村　裕

Key words　低汗性外胚葉形成不全症，顔貌異常，EDARシグナル

ここがポイント！

① 低汗性外胚葉形成不全症の3徴候は無汗（低汗）症，乏歯症と乏毛症である．
② 顔貌異常が確定診断の決め手になりうる．
③ 原因遺伝子はEDARシグナルの主要な構成分子をコードする．
④ 類似の臨床症状を呈する他疾患との鑑別点を知っているとよい．
⑤ 胎生期にEDA-A1を補充する治療法の臨床試験が進行中である．

はじめに

　低汗性外胚葉形成不全症（hypohidrotic ectodermal dysplasia：HED）は，100種類以上ある外胚葉形成不全症のなかでも患者数が比較的多い疾患である．先天性の無汗（低汗）症と乏歯症により日常生活に著しく支障を来すことから，本邦の小児慢性特定疾病に認定されている[1]．疾患原因遺伝子の同定から発症機序が明らかになり，欧米においては画期的な治療法の開発研究が進んでいる．本項では，HEDに関して最新知見も含めて解説したい．

HEDの特徴

　HEDの3徴候は無汗（低汗）症，乏歯症と乏毛症だが，新生児期からもっとも明らかな症状は無汗（低汗）症によるうつ熱の反復や皮膚の乾燥である．一方で，新生児期にはX線検査を行わなければ乏歯症の評価はほぼ不可能であり，乏毛症に関しても新生児脱毛との鑑別が難しいことがある．実は，HEDの診断には特徴的な顔貌異常（鞍鼻，眼周囲の色素沈着，前額部の突出，下口唇の外反，耳介低位など）が「決め手」になることがしばしばある（図1）[2]．現在の小児慢性特定疾病の診断基準には，皮膚生検でのエクリン汗腺の欠如または低形成の証明が主要所見に含まれているが，皮膚生検は必須ではな

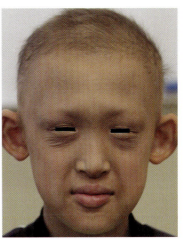

図1　10歳代，男性．低汗性外胚葉形成不全症．臨床像（文献2より転載）
乏毛症に加え，鞍鼻，眼周囲の色素沈着，前額部の突出，下口唇の外反，皮膚の乾燥が認められる．

く，とくに新生児期においては，①ミノール法またはサーモグラフィによる無汗（低汗）の評価と，②顔貌異常だけで十分かもしれない（筆者見解）．なお，乳幼児期以降になると，円錐歯を伴う乏歯症と捻転毛などの毛髪奇形を伴う乏毛症の症状が顕著になるので，診断がより容易になる．これらの症状に加えて，アトピー性皮膚炎様症状や気道粘液の分泌低下による上気道炎を併発しうる[1]．ただし，爪甲の低形成，掌蹠角化症，口唇口蓋裂や指趾の形成異常などはHEDでは認められない．

HEDの原因

　HEDのほとんどがX連鎖性潜性（劣性）遺伝形式を

特集 エクリン汗腺のひみつ
総説 7　EDARシグナル（低汗性外胚葉形成不全症）のひみつ

示し，ectodysplasin A（*EDA*）が原因遺伝子である[3]．また，稀ではあるが常染色体顕性（優性）または潜性（劣性）遺伝形式を示すHEDも知られており，現在までにEDA receptor（*EDAR*）およびEDAR associated via death domain（*EDARADD*）の2つの原因遺伝子が同定されている[4,5]．これら3つの遺伝子はEDARシグナルの主要な構成分子をコードし，機能的に密接に関連している[6]．つまり，*EDA*遺伝子がコードするEDA-A1蛋白は細胞外に放出されてリガンドとして作用し，その特異的な受容体であるEDARに結合する．細胞内ではEDARのアダプタータンパクであるEDARADDを介して下流のシグナル伝達系が活性化され，最終的にNF-κBが核内に移行し，外胚葉の形成に重要な多数の遺伝子の発現を調節する[6]（図2）．

■ 鑑別疾患

HEDはEDARシグナルの上流の異常によって発症する疾患だが，同シグナルの下流の分子をコードする遺伝子の病的バリアント（変異）によって，HEDの症状に加えて重篤な免疫不全を呈する疾患を発症することが知られている[7]．新生児期に，無汗（低汗）症だけでなく肺炎などの感染症をくり返す場合は免疫不全の有無をチェックする必要がある．また，*TP63*遺伝子と*WNT10A*遺伝子の病的バリアントにより，HEDの3徴候を呈するEDを発症しうる[8~10]．ただし，*TP63*関連のEDでは口唇口蓋裂，鼻涙管閉塞，尿道下裂や欠指症などの多彩な形成異常を生じること，*WNT10A*関連のEDでは爪甲の低形成と掌蹠角化症がほぼ全例に認められることなどからHEDと鑑別可能である．

■ 遺伝子型と臨床型の相関関係は？

現在までに，HEDに関して遺伝子型と臨床型の明確な相関関係は見出されていない．しかしながら，培養細胞レベルでは，常染色体潜性（劣性）遺伝形式を示す*EDAR*遺伝子の病的バリアントの解析で，バリアント間で機能喪失の程度に大きな違いがあり，それが臨床型の重症度と相関している可能性が示唆されている[11]．

■ 治療法の開発の現状

2018年に，免疫グロブリンのFc領域を融合させたEDA-A1タンパクを，X連鎖性潜性（劣性）遺伝のHEDの患児を妊娠中の母親の羊水中に投与することで患児の

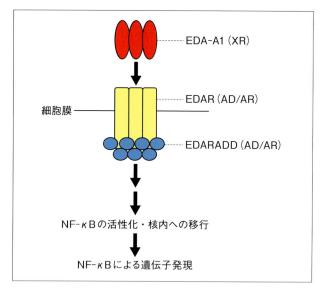

図2　EDARシグナル伝達系の模式図
EDA-A1, EDAR, EDARADDは同シグナル伝達系の上流で直接的に関与する．XR：X-linked recessive, AD：autosomal dominant, AR：autosomal recessive.

症状を著しく軽減させることが報告され[12]，欧米において臨床試験が進行中である[13]．

■ おわりに

今後，症状の詳細が記載されたHEDの症例報告を蓄積し，各患者で同定された病的バリアントの機能解析を行うことで遺伝子型と臨床型の相関関係が明らかになり，さらに本邦においても治療法の開発研究が進むことが期待される．

文献

1) 宗次太吉ほか：日皮会誌 128: 163, 2018
2) 下村 裕：加齢皮医セミナー 15: 2, 2020
3) Kere J et al: Nat Genet 13: 409, 1996
4) Monreal AW et al: Nat Genet 22: 366, 1999
5) Headon DJ et al: Nature 414: 913, 2001
6) Mikkola ML: Am J Med Genet A 149A: 2031, 2009
7) Zonana J et al: Am J Hum Genet 67: 1555, 2000
8) Celli J et al: Cell 99: 143, 1999
9) McGrath JA et al: Hum Mol Genet 10: 221, 2001
10) Adaimy L et al: Am J Hum Genet 81: 821, 2007
11) Yagi S et al: J Dermatol 50: 349, 2023
12) Schneider H et al: N Engl J Med 378: 1604, 2018
13) Schneider H et al: Genes (Basel) 14: 153, 2023

下村　裕　Shimomura, Yutaka

山口大学大学院医学系研究科皮膚科学講座
〒755-8505　宇部市南小串1-1-1

特集 エクリン汗腺のひみつ

総説 **8** **Part3. エクリン汗腺の関わる難病のひみつ**

J Visual Dermatol 24: 445-449, 2025

肥厚性皮膚骨膜症と多汗症のメカニズム

野村 尚史

Key words ばち指, 多汗症, *HPGD*, *SLCO2A1*, PGE2

ここがポイント！

① 肥厚性皮膚骨膜症は臨床症状に基づき，完全型，不全型，初期型の3型に分類される．

② 責任遺伝子として *HPGD* と *SLCO2A1* が同定された．

③ *HPGD* と *SLCO2A1* はプロスタグランジン（PG）の分解と輸送に関与する．

④ 肥厚性皮膚骨膜症患者は多汗症を合併しやすい．

⑤ PGE2 過剰症が皮膚肥厚，骨膜性骨肥厚，ばち指，多汗症の原因とされるが，その詳細は不明である．

■ はじめに

肥厚性皮膚骨膜症（pachydermoperiostosis：PDP[1~3]，指定難病 165）は多汗症を伴う遺伝性皮膚疾患である．以下の症状を3主徴とする（図1）．

・ばち指（指趾先端が肥大し爪床軟部組織が増殖し，太鼓ばちのようになる）（図1a）．

・皮膚肥厚（頭頸部の皮膚が肥厚し，皺襞を形成する；脂漏過多を伴う）（図1b）．

・骨膜性骨肥厚（骨膜が肥厚する）（図1c）．

皮膚肥厚が進行すると獅子様顔貌，頭部脳回転状皮膚（cutis verticis gyrata：CVG）とよばれる特徴的な状態となる（図1d）．

2008 年以降，責任遺伝子が特定され，合併症を一元的に説明できるようになった[1~3]．2015 年に指定難病として登録され，患者は医療費助成を受けられるようになった．本項では PDP の症状，合併症を解説する．

■ 疾患概要

PDP は皮膚と骨に異常がみられる遺伝性疾患である．常染色体潜性（稀に顕性）遺伝形式をとるが，患者のほとんどは男性である．ばち指，皮膚肥厚，長管骨の骨膜性骨肥厚を3主徴とする．

本疾患の歴史は古い．1868 年に Friedreich によって，

全身骨格の家族性骨増殖症としてはじめて報告された[4]．その後さまざまな名称で研究・報告されてきたが，1935 年，Touraine，Solente，Golé が本症の明確な概念を提唱した（Touraine-Solente-Gole 症候群）[5]．現在は pachydermoperiostosis が一般的な名称である．

■ 疾患分類

1）臨床像による疾患分類

PDP は臨床症状に基づき以下の3型に分類される．この分類は診断や疾患の進行の理解に役立つ（表1）．

・完全型（complete form）：頭部 CVG と3主徴（ばち指，皮膚肥厚，骨膜性骨肥厚）がすべて確認される．

・不全型（incomplete form）：3主徴がみられるが，頭部 CVG はみられない．不全型から完全型への過渡期をみている場合と，不全型のままとどまる場合がある．

・初期型（forme fruste）：ばち指と皮膚肥厚がみられるが，骨病変は確認できない．

これらの病型は PDP の進行段階を反映するとされてきた．一般的には初期型→不全型→完全型の順で進行すると考えるのが自然である．しかし，責任遺伝子が特定されてからこの進行モデルが必ずしも当てはまらないことが明らかになりつつある．むしろ，遺伝子型が病型を決定するという考え方のほうがより妥当と考えられつつある[6,7]．

特集 エクリン汗腺のひみつ

総説 8　肥厚性皮膚骨膜症と多汗症のメカニズム

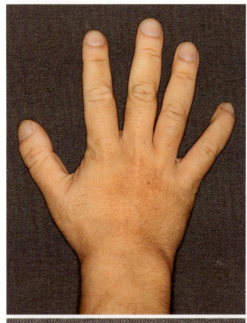
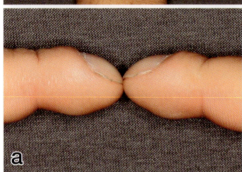
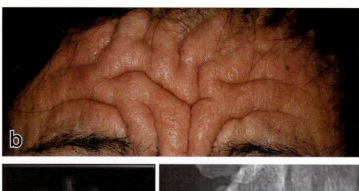
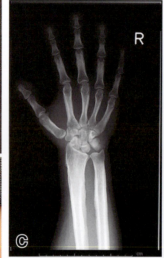
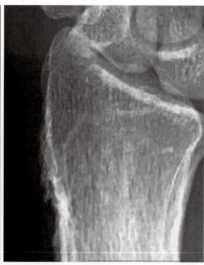
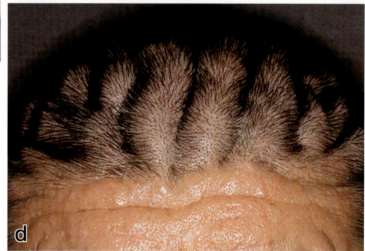

図1　肥厚性皮膚骨膜症の臨床像
(a) ばち指.
(b) 皮膚肥厚.
(c) 骨膜性骨肥厚.
(d) 頭部脳回転状皮膚.

2）遺伝学的分類

ここでPDPの類縁疾患である原発性肥大性骨関節症（primary hypertrophic osteoarthropathy：PHO）について説明したい（表2）．PDPとPHOは共通する責任遺伝子をもつ類縁疾患である．

- PDP：皮膚肥厚は必発であり，頭部CVGの有無により完全型と不全型に分類される（表1）．
- PHO：骨関節病変に注目した病名であり（表2），皮膚肥厚は考慮しない（頭部CVGの有無も考慮しない）．

このようにPDPとPHOは同じ遺伝子的背景を有するものの，異なる疾患概念として定義される（図2）．将来的にはPDPとPHOを統合した包括的分類が提唱される可能性がある．

■ 診　断

皮膚肥厚やばち指をみた際は，このアルゴリズムに

表1　肥厚性皮膚骨膜症（PDP）の臨床病型

臨床病型	完全型 (complete form)	不全型 (incomplete form)	初期型 (forme fruste)
ばち指	あり	あり	あり
皮膚肥厚	あり	あり	あり
骨膜性骨肥厚	あり	あり	わずか
頭部脳回転状皮膚	あり	なし	なし

表2　原発性肥大性骨関節症（PHO）と肥厚性皮膚骨膜症（PDP）の関係

PHOの分類	PHOAR1	PHOAR2E	PHOAD
遺伝形式	AR	AR	AD
責任遺伝子	*HPGD*	*SLCO2A1*	*SLCO2A1*
男女比	1：1	ほとんど男性	ほとんど男性
消化器症状	あり	あり（CEAS）	あり
PGE-MUM	低値	高値	高値
肥厚性皮膚骨膜症との対応	HPGD型PDP	SLCO2A1型PDP	定見なし

PHO：primary hypertrophic osteoarthropathy, PHOAR1：autosomal recessive PHO1, PHOAR2E：autosomal recessive PHO2-enteropathy syndrome, PHOAD：autosomal dominant PHO, HPGD：15-hydroxyprostaglandin dehydrogenase, SLCO2A1：solute carrier organic anion transporter family member 2A1, CEAS：chronic enteropathy associated with *SLCO2A1* gene（別名 CNSU：chronic nonspecific multiple ulcers of the small intestine）, PGE-MUM：major urinary metabolite of prostaglandin E．

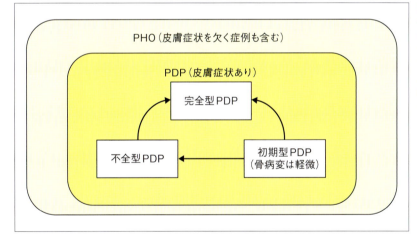

図2　肥厚性皮膚骨膜症（PDP）と原発性肥大性骨関節症（PHO）の関係
肥厚性皮膚骨膜症（PDP）と原発性肥大性骨関節症（PHO）は，共通の責任遺伝子をもつ類縁疾患である．PHO は骨関節の病変に着目した病名であり，皮膚症状の有無は考慮されない．一方，PDPは必ず皮膚症状を伴う．このように皮膚症状の有無を基準にPDPとPHOは異なる概念として定義されるが，何が皮膚症状の有無を規定するかは不明である．PDPは，初期型・不全型・完全型の3つの臨床病型に分類され，初期型から不全型，そして完全型に進行すると考えられる．しかし，実際には不全型にとどまる例も多い．臨床病型と責任遺伝子の変異様式には相関が見出されつつあるが，まだ不明な点が多く今後の研究が待たれる．

従って検査を進め，菌状息肉症，慢性皮膚感染症，下垂体腺腫（先端巨大症），肺疾患などを鑑別する．PDPの診断アルゴリズム（私案）に沿って検査を進めると効率的である（図3）．

■ 病　態

1）責任遺伝子

2008年以降の研究により，病態に関わる遺伝子として2つの遺伝子が同定された[8, 9]（表3）．

・*HPGD*（15-hydroxyprostaglandin dehydrogenase）：15-PGDHをコードし，プロスタグランジンE2（PGE2）を分解する．

・*SLCO2A1*（solute carrier organic anion transporter family member 2A1）：PG輸送体をコードし，PGE2を細胞外から細胞内へ輸送する．

2）病態メカニズム

*HPGD*や*SLCO2A1*に異常があると，PGE2の代謝が正常に行われない．その結果，体液中のPGE2が過

特集 エクリン汗腺のひみつ

総説 8 肥厚性皮膚骨膜症と多汗症のメカニズム

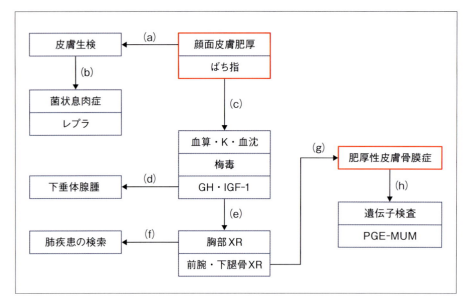

図3 肥厚性皮膚骨膜症（PDP）の診断アルゴリズム（私案）
（a）顔面の皮膚肥厚やばち指を認めた場合は可能な限り皮膚生検を実施し，（b）菌状息肉症や感染症（レプラ）を除外する．（c）採血検査にて貧血，低カリウム（K）血症，慢性炎症（血沈の亢進）の有無を検索する．梅毒は多彩な症状を呈するので採血検査で否定しておく．（d）血中成長ホルモン（GH）やソマトメジンC（IGF-1）の増加をみた場合は先端巨大症を疑い下垂体腺腫を検索する．（e）単純X線撮影（XR）も有用である．（f）胸部X線写真でばち指の原因となる肺疾患がないか検索する．（g）前腕骨，下腿骨のX線写真で骨膜性骨肥厚を認めたらPDPを疑う．（h）確定診断は遺伝子検査やPGE2尿中主要代謝産物（PGE-MUM）の測定が有用である．

表3 肥厚性皮膚骨膜症（PDP）の原因遺伝子

遺伝子名	遺伝子産物	機能	コメント
HPGD	PG分解酵素	PGの分解	日本人患者での変異は稀
SLCO2A1	PG輸送体	PGの輸送	CEASを合併しうる

HPGD：15-hydroxyprostaglandin dehydrogenase，SLCO2A1：solute carrier organic anion transporter family member 2A1，CEAS：chronic enteropathy associated with SLCO2A1 gene（別名 CNSU：chronic nonspecific multiple ulcers of the small intestine），PG：prostaglandin.

剰となり，PDPに特徴的な症状がひきおこされると考えられる．

PGE2は以下のように代謝される．

① 段階1—PGE2の細胞内取り込み

細胞外のPGE2がPG輸送体を介して細胞膜を通過し，細胞内に取り込まれる．PG輸送体はSLCO2A1にコードされる．

② 段階2—PGE2の分解

細胞内に取り込まれたPGE2が15-PGDHにより速やかに分解される．15-PGDHはHPGDにコードされる．

HPGDやSLCO2A1の異常によりこのプロセスが正常に行われず，体液中のPGE2が過剰となり，多彩な症状が出現すると推測されている．過剰なPGE2がどのように皮膚細胞に作用し，PDPに特徴的な症状を形成するかは不明な点が多く，さらなる研究が必要である．

3）本邦における遺伝子変異の実態

本邦PDP患者31例の集計では，30例がSLCO2A1遺伝子変異例（PHOAR2E，OMIM #614441）であり，HPGD遺伝子変異例（PHOAR1，OMIM #259100）は1例だった[10]．また，PG輸送体の変異が完全機能欠損型である場合は臨床病型が完全型PDPとなり，機能が保たれている場合は不全型PDPとなることが示唆されている[6,7]．

■合併症

PDPは3主徴以外に多彩な合併症が報告されている．厚生労働省研究班（発汗異常を伴う稀少難治性疾患の治療指針作成，疫学調査の研究）の調査では，顔面脂漏76％，痤瘡71％，掌蹠多汗症64％，関節痛55％，眼瞼下垂24％，貧血24％，CEAS（chronic enteropathy associated with SLCO2A1 gene），別名 非特異性多発性小腸潰瘍症（chronic nonspecific multiple ulcers of the small intestine：CNSU）12％，低カリウム血症5％であった（表4，発表準備中）．

1）合併症としての多汗症

多汗症としては掌蹠多汗症が主体だが，腋窩多汗症を訴える患者も存在する．中国人患者の集計でも69％（109/158）で多汗症が報告されている[11]．

2）多汗症の病態

PDPは体液中に過剰に存在するPGE2により，微熱，

表4 肥厚性皮膚骨膜症（PDP）の合併症

合併症	頻度（%）
顔面脂漏	76
痤瘡	71
掌蹠多汗症	64
関節痛	55
眼瞼下垂	24
貧血	24
CEAS	12
低カリウム血症	5

日本人患者42例.（新関寛徳ほか,未発表）
CEAS : chronic enteropathy associated with *SLCO2A1* gene.

表5 NSAIDsによる肥厚性皮膚骨膜症（PDP）の治療効果

報告	治療	n	期間	ばち指	皮膚肥厚	関節痛	多汗症	文献
1	COX2i	27	9カ月	74%	61%	100%	55%	Yuan[14]
2	COX2i	41	6カ月	改善あり	改善あり	記載なし	記載なし	Li[15]

COX2i : cyclooxygenase-2 inhibitor, etoricoxib（本邦未承認）（60 mg/日）.

関節痛，倦怠感などの慢性炎症症状が現れる．体温が高いため代償性に多汗症を呈している可能性がある．一方，前額部の皮膚生検でエクリン汗腺の増生が報告されており，エクリン汗腺の機能亢進による多汗症である可能性も示唆されている[12]．ただし，すべてのPDP患者が多汗症を合併するわけではない．多汗症の合併を規定する因子については今後の研究が必要である．

3）多汗症の治療

PDP患者の多汗症の治療法は確立されていない．筆者は塩化アルミニウムの外用，エクリン汗腺のムスカリン受容体サブタイプM3を介するコリン作動性反応を阻害するソフピロニウム臭化物の外用（エクロック®ゲル，腋窩多汗症に限る），グリコピロニウムトシル酸塩水和物の外用（ラピフォート®ワイプ，腋窩多汗症に限る）を試みている[13]．

一方，選択的シクロオキシゲナーゼ（COX)-2阻害薬であるetoricoxib（本邦未承認）（60 mg/日）が55%の患者の多汗症に有効だったとの報告がある[14,15]（表5）．日本人患者でも有用であるかは今後の検討が待たれる．

■おわりに

PDPの責任遺伝子が同定され，PGE2代謝がその病態に関与することが明らかになりつつある．しかし，PDPの主症状や多汗症のメカニズムとPGE2の直接の関係については，まだ多くの未解明な点が残されている．

とくにPDPに合併する多汗症の病態を解明することは，原発性多汗症の病態解明や新たな治療法の開発につながる可能性がある．今後の研究成果が期待される．

文献

1) 新関寛徳:発汗学 27: 75, 2020
2) 新関寛徳:MD Derma 257: 63, 2017
3) Larsen F, Solomon JA: Cutis verticis gyrate. In: UpToDate, Connor RF（Ed), Wolters Kluwer, 2025（Accessed on March 31, 2024)
4) Friedreich N: Arch Für Pathol Anat Physiol Für Klin Med 43: 83, 1868
5) Castori M et al: Clin Genet 68: 477, 2005
6) Ishibashi M et al: J Invest Dermatol 141: 2973, 2021
7) Niizeki H et al: J Dermatol Sci 114: 86, 2024
8) Uppal S et al: Nat Genet 40: 789, 2008
9) Zhang Z et al: Am J Hum Genet 90: 125, 2012
10) Nakazawa S et al: J Dermatol Sci 78: 153, 2015
11) Wang Q et al: Orphanet J Rare Dis 14: 297, 2019
12) Minakawa S et al: J Dermatol 42: 908, 2015
13) 藤本智子ほか:原発性局所多汗症診療ガイドライン 2023年改訂版.日皮会誌 133: 157, 2023
14) Yuan L et al: J Orthop Translat 18: 109, 2018
15) Li SS et al: J Bone Miner Res 32: 1659, 2017

野村 尚史　Nomura, Takashi

京都大学大学院医学研究科難病創薬産学共同研究講座
〒606-8507　京都市左京区聖護院川原町54

特集 エクリン汗腺のひみつ

case 5 Part3. エクリン汗腺の関わる難病のひみつ

先天性無痛無汗症

久保田 雅也

Key words　無痛，無汗，体温調節障害，自傷，骨折

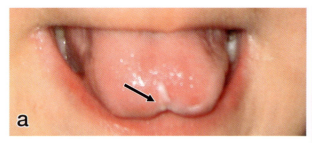
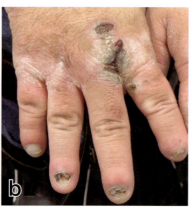

図1　10歳代，男児．先天性無痛無汗症
(a) 舌咬傷．舌は一部欠損し，瘢痕化している．
(b) 手指咬傷．指先を噛んだため，末節の短縮・変形，爪の短縮・欠損，角層の肥厚・亀裂がみられる．

■ 症　例

10歳代，男児．

出産時軽度の仮死があり，保育器に入れられたが39℃の発熱で感染症として治療を受けた．保育器を出た後，低体温にもなった．生後2カ月で再度発熱．感染徴候はなく，無汗の可能性や，採血などの処置でも痛がらないことから無痛も疑われた．4～5カ月で歯牙が萌出してくると，舌・口唇の咬傷（図1a）が始まった．これらは2歳ごろまで続き，手指咬傷も始まった．4歳前後から多動が目立ち，両足関節，右下腿，左上腕骨などの骨折が約1年おきにおこり，一部は圧壊しCharcot関節となった．痛みがなく，折れたまま歩き回り，安静が困難であり，変形治癒も稀ではなかった．このころ，先天性無痛無汗症（congenital insensitivity to pain with anhidrosis：CIPA）と臨床診断された．中等度の知的発達症もあり，常同行為としての手指咬傷は続いた（図1b）．その後，*NTRK1*遺伝子変異が確認された．

■ 鑑別疾患

1) 先天性無痛症（congenital insensitivity to pain：CIP）

本症はCIPAとは異なり，無汗による体温調節障害や知的発達症は原則としてないが，乳幼児期からの無痛由来の症状である舌・口唇および手指の咬傷や骨折は共通しており，時に鑑別が困難である．CIPAは交感神経節後線維の欠損，もしくは形成不全により，両側Horner症候群を呈することが知られるが，CIPにはこれはない．両疾患でベースライン瞳孔径を調べたところ，図2に示すようにCIPAにおいて瞳孔径は明らかにCIPよりも小さく，このデータは鑑別には有用である．CIPはナトリウムチャネル*SCN9A*遺伝子や稀に*NGF*遺伝子に変異が確認されている．わが国においてCIPはCIPAよりも患者数は少ない（CIPAは130～210名，CIPは30～60名）[1]．

2) 無汗性外胚葉形成不全症

本症は出生時からの無汗（低汗）はCIPAと共通だが，温痛覚低下はなく，特異な顔貌，歯牙形成異常，毛髪形成異常などから鑑別は可能である．

3) Fabry病（α-ガラクトシダーゼ欠損症）

本症は幼児期～学童期からの無汗や低汗はあるものの，四肢末端痛が特徴であり，鑑別に困ることは少ないが，早期診断は困難とされる．

4) Lesch-Nyhan症候群

本症は2歳前からの舌・口唇を噛む自傷は共通するが，重度の発達遅滞，不随意運動，高尿酸血症の存在か

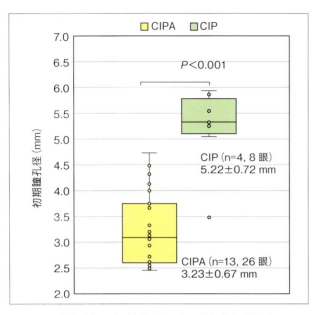

図2 先天性無痛無汗症（CIPA）と先天性無痛症（CIP）における初期瞳孔径の違い
CIPA：n=13, 年齢 19.6±8.6 歳.
CIP：n=4, 年齢 21.3±12.4 歳.

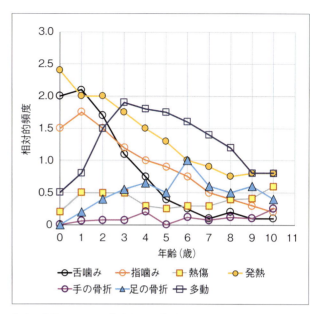

図3 CIPAにおける各症状の年齢別相対的頻度（文献2より改変,転載）

ら鑑別される.

5）自閉スペクトラム症や重度全般性発達遅滞

常同行為，こだわりとしての自傷は時にみられるが，発汗や状態像から鑑別される.

■ 治療と経過

無痛や無汗に対する根本的治療はないため，予防や保存的治療が重要となる．口腔内咬傷の歯科的治療（保護プレート，原則抜歯は不要），骨折，捻挫，外傷の早期発見と整形外科的治療，皮膚の保湿を含む丹念なケア，熱傷の予防，環境温調節による高体温，低体温の回避，保育施設，学校，就労先でのきめ細かい環境温調節が何よりも重要となる．無痛，無汗が軽快することはなく，患者がその状態に慣れるのには限界がある.

■ 本症例のポイント

CIPAは発生学的に神経堤から末梢神経への分化異常が生じ，無髄C線維と小径有髄Aδ線維の欠損のため温痛覚低下，および自律性C線維（交感神経節後線維）欠損のため発汗障害がおこる[2]．乳児期から無汗のための不明熱，歯牙の萌出後から無痛ゆえの舌・口唇，頬粘膜や手指の咬傷が絶えない．歩き始めると無痛ゆえの骨折や捻挫，脱臼などの外傷が頻回となる．歩行が活発になる3歳ごろから踵骨・距骨などの通常折れにくい足根骨や中足骨に骨折が多発する．10歳前から多動が減り（図3）[2]，自ら身を守る習慣もでき，外傷なども減るが，体温調節障害はこの時期にも軽快することなく続く.

また，無汗症のため皮膚が乾燥し，角化が進み，皮膚のバリア機能が低下する．そのため，打撲などの外傷に弱く，化膿しやすく，さらに創傷治癒機転も遅く，骨髄炎，蜂窩織炎になりやすい.

本症は単なる温痛覚の障害と発汗障害の組み合わせから成り立つ疾患ではなく，全身が影響を受ける疾患であり，生体の生存に関わる重大な障害として包括的にみていかなければならない[3].

文献

1) Haga N, Kubota M, Miwa Z: Am J Med Genet A 161A: 871, 2013
2) 芳賀信彦 監修：先天性無痛症および無痛無汗症に対する総合的な診療・ケアのための指針（第2版），厚生労働科学研究費補助金 難治性疾患等政策事業, 2018
https://www.shimada-ryoiku.or.jp/director/wp-content/uploads/2022/09/JP-CIPA-Treatment-Care-Guidelines-version-2.pdf（2025.01.11確認）
3) 二瓶健次：小児臨 57: 121, 2004

久保田　雅也　Kubota, Masaya

島田療育センター小児科
〒260-0036　多摩市中沢1-31-1

特集 エクリン汗腺のひみつ
case 6　Part3. エクリン汗腺の関わる難病のひみつ

特発性後天性全身性無汗症のエクリン汗腺

藤田　真依子，飯田　忠恒，内田　千恵，沖山　奈緒子

Key words　特発性後天性全身性無汗症（AIGA），コリン性蕁麻疹，ステロイドパルス療法

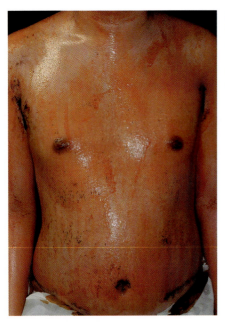

図1　10歳代，男性．特発性後天性全身性無汗症．ミノール法所見（治療前）
全身にヨウ素液とデンプンを塗布した後，60℃ 15分サウナ負荷を加え，発汗面積を評価した．発汗部位はヨードデンプン反応により黒色に変化するが，本症例では発汗が乏しく，両腋窩など一部を除いて黒色変化は認めなかった．

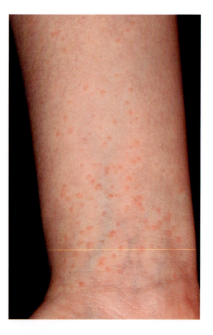

図2　温熱負荷により誘発されたコリン性蕁麻疹（右前腕）
温熱負荷により，チクチク感を伴う2～3 mm大の膨疹を認めた．

■ 症　例

10歳代，男性．

生来発汗を認めていた．X-2年5月より暑熱環境や緊張時に，チクチクとした痛痒を伴う小型の膨疹が全身に出現するようになった．同時期に手掌・腋窩以外の発汗が乏しいことを自覚した．近医皮膚科でコリン性蕁麻疹と診断され，シプロヘプタジン塩酸塩水和物，シクロスポリン，プレドニゾロン（15 mg/日）が処方された．X-1年6月に蕁麻疹の症状はいったん改善し発汗も回復したが，X年3月にコリン性蕁麻疹と発汗低下が再燃し，同月当科を受診した．既往歴として甲状腺機能亢進症（チアマゾール内服中），10歳時の交通事故による高次脳機能障害（バルプロ酸ナトリウム内服中），小児喘息（寛解）があった．

■ 鑑別疾患と臨床診断

鑑別疾患として特発性後天性全身性無汗症（acquired idiopathic generalized anhidrosis：AIGA），続発性無汗症（Sjögren症候群や神経疾患，甲状腺機能低下症など），先天性無汗症（Fabry病など）をあげた．また，コリン性蕁麻疹の合併を考えた．

■ 検査と確定診断

◆温熱性発汗試験所見：顔・頸の一部，腋窩，手掌に発汗を認めたが，その他は無汗／減汗であった（体表90％，図1）．また，小型膨疹の誘発を認めた（図2）．
◆血液検査所見（下線は異常値）：抗SS-A/SS-B抗体陰性，CEA 6.4 ng/mL（↑），TSH 4.76 μIU/mL，FT3 5.35 pg/mL（↑），FT4 1.70 ng/dL，Cre 0.72 mg/dL．
◆尿検査所見：尿蛋白・潜血なし，マルベリー小体なし．
◆自律神経検査所見（起立試験，CVR-R）：基準値内．
◆病理組織学的所見（無汗部）：汗管・汗腺に明らかな形態的異常や炎症所見を認めなかった（図3）．

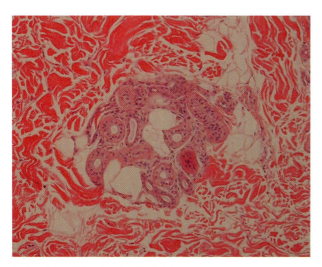

図3 病理組織像（腹部，HE染色）
汗管・汗腺に明らかな異常や炎症所見を認めない．

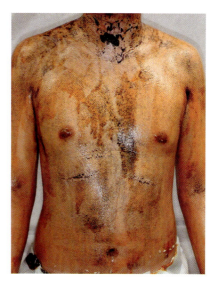

図4 ミノール法所見（治療後）
発汗の回復がみられた．

◆確定診断

左右対称性の広範な無汗・減汗を認め，続発性および先天性無汗症が否定的であったため，AIGAと診断した．コリン性蕁麻疹の合併と血中CEA高値も特徴的である．

■治療と経過

X年4月にステロイドパルス療法（メチルプレドニゾロン1,000 mg/日，3日間）1回目を行い，コリン性蕁麻疹は軽快したが，発汗に変化はなかった．夏季に気温上昇とともにわずかに発汗を自覚し，X年7月にステロイドパルス療法2回目を行ったところ，さらに発汗量の増加を自覚した．以後は"発汗トレーニング"（運動やサウナによる定期的な発汗刺激）を続け，X+1年3月の発汗試験ではほぼ全身での発汗回復を認めた（図4）．

■本症例のポイント

AIGAは発汗減少による体温調節障害だけでなく，コリン性蕁麻疹をしばしば合併し，日常生活に支障を来す稀少疾患である[1]．20～30歳代の男性に突然発症することが多い．

治療としては経験的に，ステロイド全身投与の有効性が知られている[1]．発汗減少の原因として，汗腺でのアセチルコリン受容体の発現低下により，神経-汗腺接合部での伝達障害が生じることや[2,3]，タイトジャンクションを構成するクローディン3の発現減少による汗の漏出を示唆する報告がある[4]．このような変化は，汗腺の免疫特権が破綻することで[5]，T細胞などの免疫細胞が活性化し[3]，I型インターフェロンなど炎症性サイトカインが汗腺に作用することで生じている可能性も考えられており[6]，現在研究が進められている．本症例のように，汗腺には炎症細胞浸潤が明らかでない場合も多いが，温熱刺激により炎症細胞が誘導されるという報告がある[5]．ステロイドはこのような免疫系の活性化を抑えることで治療効果を発揮すると考えられるが，治療抵抗例や再燃をくり返す例も多く[7]，さらなる病態解明とそれに基づく治療法の開発が必要と考えられる．

文献

1) 中里良彦ほか：特発性後天性全身性無汗症診療ガイドライン改訂版．自律神経 52: 352, 2015
2) Nakazato Y et al: Neurology 63: 1476, 2004
3) Kageyama R, Honda T, Tokura Y: Int J Mol Sci 22: 8389, 2021
4) Yamaga K et al: J Invest Dermatol 138: 1279, 2018
5) Simoda-Komatsu Y et al: J Dermatol Sci 108: 12, 2022
6) Sano K et al: J Eur Acad Dermatol Venereol 37: 2124, 2023
7) Iida T et al: J Dermatol 48: 271, 2021

藤田　真依子　Fujita, Maiko

東京科学大学大学院医歯学総合研究科皮膚科学分野
〒113-8510　東京都文京区湯島1-5-45

飯田　忠恒　Iida, Tadatsune
内田　千恵　Uchida, Chie
沖山　奈緒子　Okiyama, Naoko

東京科学大学大学院医歯学総合研究科皮膚科学分野

特集 エクリン汗腺のひみつ
case 7　Part3. エクリン汗腺の関わる難病のひみつ

Fabry病の皮膚病変
—発汗異常とエクリン汗腺

金田　眞理

Key words　グロボトリアオシルセラミド（Gb3），酵素補充療法（ERT），被角血管腫，ライソゾーム病，α-ガラクトシダーゼA（α-Gal）

■症　例

20歳代，男性．

家族歴：祖父に発汗異常があり，心臓病で死亡．母親に心疾患があり，叔父（母親の兄弟）が肥大型心筋症で死亡．

現病歴：思春期ごろより運動時の四肢末端痛，発汗低下を認めていたが，兄弟も同様で，異常とは思わなかった．兄が大阪大学医学部附属病院を受診しFabry病と診断され[1〜3]，患者も診断確定と治療の目的で当院を受診した．

現症：初診時，腹部と腰部に帽針頭大〜粟粒大の自覚症状のない暗赤色小丘疹の集簇を認めた（図1）．眼科的異常は認めず，臨床検査では尿検査で蛋白尿とマルベリー小体を認めた以外，一般血液検査，胸部X線，心エコー，心電図，脳MRI・MRAでは異常は認めなかった．

■鑑別疾患と確定診断

鑑別疾患としては，Osler病，陰囊被角血管腫，神崎病，老人性血管腫などがある．診断確定のために，血中・尿中α-ガラクトシダーゼA（α-Gal）の測定，遺伝子検査および皮膚生検による病理組織学的検査と電子顕微鏡検査（EM）を行った．血中α-Gal濃度は1.6 nmol/mgP/時，尿中総グロボトリアオシルセラミド（Gb3）値は8.63 mg/mgCrで，遺伝子検査の結果はexon3，443AGT-AAT（143Ser-Asn）に病的バリアントを確定し，Fabry病と診断した．

病理組織学的検査では，腎生検で糸球体の一部に完全/分節性硬化とpodocyteや一部尿細管上皮に空胞を認めた．皮膚生検ではHE染色で，角層の軽度肥厚と真皮乳頭層に毛細血管の拡張と空胞を，汗腺の細胞にも空胞を認めた（図2a〜c）．さらに，EMではエクリン汗腺分泌部の筋上皮細胞（myoepithelial cell：MEC）を

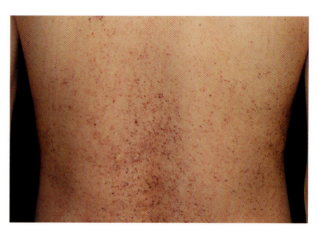

図1　20歳代，男性．Fabry病の被角血管腫

中心に，明細胞（clear cell：CC）や暗細胞（dark cell：DC）にもGb3の沈着（ゼブラ小体）を認めた（図3）．パラフィン固定では脂質は溶解するため，沈着物は抜けて空胞となる．

■治療と経過

本邦においては，本症の治療法として，低下したα-Gal酵素の補充療法（enzyme replacement therapy：ERT）と薬理学的シャペロン療法が承認されている．ERTとしてはファブラザイム®（アガルシダーゼ ベータ）とリプレガル®（アガルシダーゼ アルファ）が，シャペロン療法としては経口投与薬ミガーラスタット塩酸塩が使用されている．本症例は古典的Fabry病で，アガルシダーゼ ベータによるERTを施行した．ERT開始36カ月で血中・尿中Gb3値はほぼ正常になり，ERT開始前に認められていた尿蛋白や円柱も消失し，腎所見の軽快が認められた．皮膚組織では，ERT開始前に皮膚毛細血管内皮細胞や平滑筋細胞に認められていたGb3の沈着が治療開始後にほとんど消失した．発汗異常や末端痛も改善が認められたが，被角血管腫は増悪が続いている．

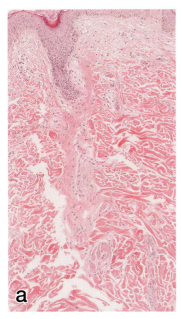
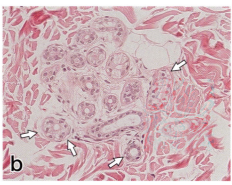
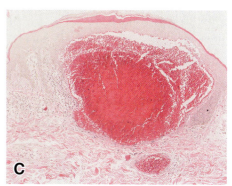

図2　Fabry病のエクリン汗腺と被角血管腫の病理組織像（HE染色）
エクリン汗腺の汗管部（a），汗腺部（b），被角血管腫（c）．パラフィンブロックでは糖脂質は融解し，空胞（⇨）として認められる．

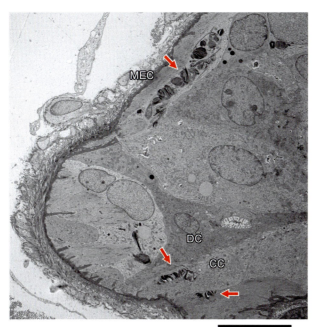

図3　Fabry病のエクリン汗腺の電子顕微鏡像
エクリン汗腺分泌部の筋上皮細胞（MEC）を中心に，明細胞（CC）や暗細胞（DC）にもGb3の沈着（ゼブラ小体➡）を認める．
（長崎大学大学院医歯薬学総合研究科皮膚病態学分野　室田浩之先生のご厚意による）

■本症例のポイント

　Fabry病は7,000人に1人のX連鎖遺伝形式の疾患で，ライソゾーム酵素であるα-Galの活性低下または欠損のために基質であるGb3やLyso-Gb3が全身の臓器に蓄積し，皮膚，腎，心血管系，神経などに多彩な症状が出現するライソゾーム病の一種である．皮膚症状としては被角血管腫，疼痛や発汗異常がある．エクリン汗腺のEMで，汗腺分泌部細胞や導管実質内[4]だけでなく，汗腺周囲の血管内皮細胞や無髄神経軸索にもGb3の沈着が認められる[5]．発汗異常の原因としては，Gb3の沈着による汗腺・導管における汗の排出障害や，小径神経のニューロパチーによる汗腺の機能障害が考えられている．ただし，通常の発汗低下とは異なり，時に発汗増加を認めることもあり，また，ニューロパチーによる他症状の強さと発汗異常の程度が必ずしも相関しないこと，さらにERTによる一過性の発汗障害の軽快も認められ，オートファジーを介したライソゾーム膜の機能障害の関与も原因の一つではないかと考えられる．

文献

1) Fabry J: Arch Dermatol Syph 43: 187, 1898
2) Anderson W: Br J Dermatol 10: 113, 1898
3) El-Abassi R, Singhal D, England JD: J Neurol Sci 344: 5, 2014
4) Lao LM et al: J Dermatol Sci 18: 109, 1998
5) Schiffmann R et al: Muscle Nerve 28: 703, 2003

金田　眞理　Wataya-Kaneda, Mari

大阪大学大学院医学系研究科保健学専攻神経皮膚症候群の治療法の開発と病態解析学寄附講座
〒565-0871　吹田市山田丘2-2

特集 エクリン汗腺のひみつ

column ① Part3. エクリン汗腺の関わる難病のひみつ

J Visual Dermatol 24: 456, 2025

エクリン汗腺と嗅覚受容体

村山　直也

Key words 嗅覚受容体，匂い，発汗コントロール

発汗のメカニズム

汗腺にはエクリン汗腺とアポクリン汗腺がある．エクリン汗腺はほぼ全身に分布し，アポクリン汗腺は腋窩や外陰部など特定の部位に分布する．ヒトの体温調節に重要なのは低張な汗を分泌できるエクリン汗腺である．汗腺は交感神経による支配を受けており，アセチルコリンが主な伝達物質となっている．発汗の中枢は視床下部にあり，体温の上昇を視床下部に循環した血液温度で感知すると，末梢血管を拡張させ，汗腺から汗の分泌の信号が送られる．

嗅覚受容体と発汗の関係

筆者らは発汗メカニズムに関して，嗅覚受容体が発汗に関与しているという研究結果を報告した[1]．嗅覚受容体は，本来鼻腔内で匂いを感知するセンサーとして知られているが，ヒトの汗腺にも存在していることが明らかとなった．汗腺に存在する嗅覚受容体が特定の香り成分，金木犀の匂いに反応し，エクリン汗腺を活性化させることを確認した．これまで発汗は自律神経により制御されていると考えられていたが，外部の化学物質との相互作用によっても調節できる可能性が示された．

皮膚付属器の機能

動物では，匂いやフェロモンが仲間と敵を見分ける役割を果たすことが知られている．人間においても匂いによる無意識のコミュニケーションがあると考えられている．汗の成分にはその人特有の化学物質が含まれており，これが他者との相性や心理的な反応に影響を与えている可能性がある．誰しも空気が凍る，身の毛がよだつ，といった感覚を経験したことがあるだろう．ヒトのもっとも外側の器官である皮膚に，危険察知や他者とのコミュニケーション能力があることは非常に理にかなっていると考えられる．

汗をコントロールする未来の可能性

嗅覚受容体を介する発汗は，匂い成分を嗅ぐだけでは効果がなく，皮膚に塗布することで反応が確認された．これにより匂いは，脳の嗅覚受容体ではなく，皮膚の嗅覚受容体に作用し，末梢の皮膚で完結していることがわかった．まさに匂いを肌で感じるメカニズムは，汗の量をコントロールする治療法の可能性を示している．発汗を調節する新しい治療薬の投与経路として，皮膚の嗅覚受容体をターゲットとしたクリームやスプレー，入浴剤といった薬剤が期待される．

汗の研究の未来

汗腺と発汗に関する研究は，まだ解明されていない部分が多い．しかし，嗅覚受容体といった新たな知見により，汗が体温調節だけでなく外部環境や化学物質との相互作用によって調整される仕組みが示されつつある．今後，発汗に関連するメカニズムの解明や疾患の治療法の開発が進むことが期待される．

文献

1) Murayama N et al: JID Innov 3: 100196, 2023

村山　直也　Murayama, Naoya

佐世保市総合医療センター皮膚科
〒857-8511　佐世保市平瀬町 9-3

特集 エクリン汗腺のひみつ
column ❷ Part3. エクリン汗腺の関わる難病のひみつ

先天性無歯症の欠如歯を再生する新規抗体医薬品の開発
―無汗性外胚葉形成不全症の先天性無歯症治療に向けて

髙橋　克

Key words　先天性無歯症，無汗性外胚葉形成不全症，ヒト化抗 USAG-1 抗体

■ 先天性無歯症とは

　先天性無歯症とは，生まれつき歯が欠如している病態を指し，他の疾患を併発している症候群性無歯症と先天性欠如歯のみが認められる非症候群性無歯症に大別される．6 本以上の歯の欠如を認める症例は，遺伝性とされ，その発症頻度は全人口の 0.1 ％と報告されている[1]．無歯症に加えて，エクリン汗腺や毛髪の形成不全を特徴とする無汗性外胚葉形成不全症は，症候群性無歯症の代表的な疾患である．原因遺伝子としては，*EDA1*，*EDAR*，*EDARADD* が同定されている．先天性無歯症を合併し，顎骨の発達期に無歯症となるため，義歯や歯科インプラントの適応が困難である．既存治療としては，成人以降に義歯や歯科インプラントによる人工歯を用いた代替治療を施行するしかなく，根治的な治療として歯の再生治療の開発が強く望まれていた．

■ 抗 USAG-1 抗体

　筆者らは，生まれながら USAG-1 タンパクが存在しないマウス（*USAG-1* 遺伝子欠損マウス）において，過剰歯（通常より多い歯）を形成することを見出し，1 種類のタンパクにより歯の数を増やすことができることを明らかにし，標的分子を同定した．また，無汗性外胚葉形成不全症の原因遺伝子 *EDA1* が欠損した先天性無歯症モデルマウスと *USAG-1* 遺伝子が欠損した過剰歯モデルマウスとの交配により，歯の形成が回復することを見出した[2]．そこで，USAG-1 タンパクの機能を抑える中和抗体を作製した．USAG-1 タンパクは，ヒト，マウス，ビーグル犬などの異種哺乳類間で 97 ％以上の高いアミノ酸相同性を有している．そのため，マウス抗 USAG-1 抗体は，先天性無歯症モデルマウス・ビーグル犬において単回投与にて欠如歯を回復できることを明らかにした[3]．*in vitro/in vivo* 活性などより，ヒト化抗 USAG-1 抗体の最終開発候補物 TRG035 を決定した．

　本邦の医薬品の独立行政法人医薬品医療機器総合機構（PMDA）レギュラトリーサイエンス戦略相談対面助言にて治験実施に必要な安全性試験項目を確定し，2022年 4 月より前臨床試験を実施した．2024 年 3 月に，第 I 相臨床試験（First-In-Human 試験）に必要な非臨床試験および PMDA 対面助言を完了し，プロトコールを確定した．それをもって，京都大学医学部附属病院次世代医療・iPS 細胞治療研究センター（Ki-CONNECT），医学研究所北野病院，トレジェムバイオファーマ株式会社，国立研究開発法人日本医療研究開発機構（AMED）との産官学の連携により，2023 年 10 月よりおよそ 1 年にわたる健常人を対象とした第 I 相臨床試験を実施し，TRG035 のヒトにおける忍容性，寛容性を確認し，至適投与量を同定している．

　無汗性外胚葉形成不全症などの先天性無歯症の治験の詳細な情報や問い合わせ方法は，医学研究所北野病院の特設ページ（https://www.kitano-hp.or.jp/toothreg/about/index.html）で紹介されている．

文献

1) Polder BJ et al: Community Dent Oral Epidemiol 32: 217, 2004
2) Murashima-Suginami A et al: Sci Adv 7: eabf1798, 2021
3) Takahashi K et al: J Oral Biosci 66: 1, 2024

髙橋　克　Takahashi, Katsu

*公益財団法人田附興風会 医学研究所北野病院歯科口腔外科／トレジェムバイオファーマ株式会社
*〒 530-8480　大阪市北区扇町 2-4-20

特集 エクリン汗腺のひみつ

column ③ Part3. エクリン汗腺の関わる難病のひみつ

J Visual Dermatol 24: 458-459, 2025

汗アレルギーの正体

高萩 俊輔

Key words 汗アレルギー, MGL_1304, *Malassezia*

12年前, 広島大学の汗に関する研究成果がwebニュースを賑わせた. 同大学皮膚科のグループが10年取り組んできた, 汗アレルギーの原因抗原の同定が結実したというものであった. 長い年月をかけた地道な研究が, 患者やボランティアの方々のたくさんの血と汗により, 結晶化したのである. 筆者は, 汗抗原は体内で生じた自己抗原の一つであろうと想像していたので, 健常人皮膚にも常在する真菌が産生するタンパクに対するアレルギーが汗アレルギーの正体であったことに驚いたが, 腑に落ちもした.

汗アレルギー研究の歴史

汗アレルギーとは自己汗に対する過敏反応で, アトピー性皮膚炎 (AD) 患者やコリン性蕁麻疹 (CholU) 患者にみられる, 汗に対する即時型アレルギー反応を指す[1]. その概念は, 1989年にAdachiらが, AD患者の皮膚に自己汗を注射すると膨疹が生じること, 患者血清中に汗に対するIgE抗体が存在することを報告したことに始まる[2]. その後, CholU患者でも同様に汗アレルギーを認めることが報告された[3]. 2002年にHideらは, 汗抗原は患者と健常人の汗に区別なく普遍的に含まれ, IgEを介してAD患者の好塩基球を活性化することを示した[4]. 2006年にはそのヒスタミン遊離活性を有する画分が健常人の汗から抽出され, ヒト精製汗抗原が作製された.

汗抗原分子の同定には, その後7年の歳月を要した. 冒頭の2013年, Hiragunらは汗抗原として *Malassezia globosa* が産生するMGL_1304を同定し, MGL_1304がAD患者好塩基球からのヒスタミン遊離を惹起することを示した[5]. この成果は, 汗抗原のさらなる精製とヒスタミン遊離画分の精力的な分析により, 単一の紫外線吸収ピークを得て質量分析を行った結果であった. MGL_1304は, *M. globosa* により29 kDaの細胞内タンパク質として産生された後に修飾を受け, 17 kDaのタンパク質として菌体外に分泌される. 抗原エピトープ

は特異的なアミノ酸配列の一次構造ではなく, その立体構造に依存した構造と考えられている. ヒト皮膚には *M. globosa* のほかに, *M. restricta*, *M. sympodialis* も高頻度に検出されるが, AD患者は *M. restricta* と *M. sympodialis* の産生するMGL_1304相同タンパクに対しても交差反応を示す.

汗アレルギーの検査法

汗アレルギーの検査法には, 自己汗皮内テスト, 汗や精製汗抗原を用いた好塩基球ヒスタミン遊離試験 (HRT) があるが, 手順が煩雑であること, 商業化されていないことなどの問題があり, あまねく実施できる検査はない. 最近, 筆者らはMGL_1304特異的IgEを簡便に測定できるImmunoCAP™を開発し, 精製汗抗原を用いたHRTの代わりの汗アレルギー検査として有用であることを報告した[6]. すでに商業化されている従来のマラセチア抗原を用いたImmunoCAP™で測定されるマラセチア特異的IgEでもある程度代用は可能だが, MGL_1304特異的IgEのほうが精度高く汗アレルギーを診断することができる.

汗アレルギーの治療

汗アレルギー症状の軽減には, 発汗後のシャワーや清拭による抗原の速やかな除去と, 汗抗原が皮膚に浸透しないように保湿剤やステロイド外用によるスキンケアが重要である. 抗真菌薬による治療は皮膚の *Malassezia* 菌量の低下にはつながるが, 耐性の獲得や常在菌叢の変調によるデメリットが大きく実用的ではない. 一方, 天然物であるタンニン酸はMGL_1304を含む汗中ヒスタミン遊離活性を失活させる効果を有し, タンニン酸のスプレーや入浴剤はADの症状を改善する. また, 自己汗あるいは精製汗抗原を用いた減感作療法がCholUに対して有効であることが報告されている[7,8].

今後の研究課題

今後の研究課題として，汗腺における汗抗原の産生部位，汗抗原の皮内への到達機序，汗抗原による感作機序や免疫細胞への作用，汗アレルギーの有無による疾患分類などがあげられる．

文献

1) Takahagi S, Tanaka A, Hide M: Allergol Int 67: 435, 2018
2) Adachi K, Aoki T: Acta Derm Venereol Suppl（Stockh）144: 83, 1989
3) Adachi J, Aoki T, Yamatodani A: J Dermatol Sci 7: 142, 1994
4) Hide M et al: Acta Derm Venereol 82: 335, 2002
5) Hiragun T et al: J Allergy Clin Immunol 132: 608, 2013
6) Takahagi S et al: Allergol Int, 2024 Dec 27, online ahead of print
7) Kozaru T et al: Allergol Int 60: 277, 2011
8) Tanaka T et al: Arerugi 56: 54, 2007

高萩　俊輔　Takahagi, Shunsuke
JA広島総合病院皮膚科
〒738-8503　廿日市市地御前1-3-3

10年ぶりの大改訂！大ヒットの臨床図鑑が，さらに網羅的に，使いやすく！

好評発売中

Dr.夏秋(ナツアキ)の臨床図鑑
虫と皮膚炎 改訂第2版

Web動画つき

夏秋 優　兵庫医科大学医学部皮膚科学 教授●著

毒虫先生の大ヒット臨床図鑑がパワーアップして帰ってきた！自らが実験台になり様々な虫に刺されて記録した虫と皮膚炎の臨床像を，網羅的に記載した「医学書＆図鑑」です．虫の種類や項目が強化され，虫による皮膚炎の診断と治療に必須のアイテムです．医療従事者だけでなく，一般のご家庭にもおすすめです．虫の姿と動きがわかるWeb動画つき！

改訂のポイント

- 大幅な増ページ，100種以上の虫を追加！写真も大幅に入れ替え！
- 二次元コードで実際の虫の動きがわかるWeb動画が見られる！
- 付録の「虫の大きさ比較（実物大）」は必見！
- 総論も読みやすく！「忌避剤と殺虫剤の種類と使い方，選び方」が追加！

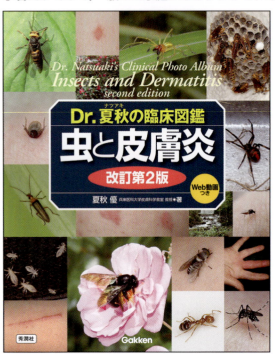

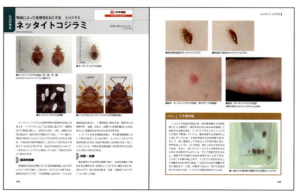

※3章 皮膚炎をおこす虫と虫による皮膚炎より

● 価格：15,400円（10％税込）　● AB判　● 276ページ　● ISBN978-4-05-520051-6

主な目次

● 1章　総論　● 2章　虫の生息地　● 3章　皮膚炎をおこす虫と虫による皮膚炎：刺咬によって皮膚炎をおこす虫（ハチ，アリ，ムカデなど）／吸血によって皮膚炎をおこす虫（カ，ブユ，トコジラミ，ダニなど）／接触によって皮膚炎をおこす虫（ガ，ハネカクシなど）　● 4章　人に害を及ぼさない虫／虫による皮膚炎と鑑別すべき皮膚疾患　● 付録　虫の大きさ比較（実物大）

株式会社Gakken メディカル事業部

〒141-8416 東京都品川区西五反田2-11-8
TEL: 03-6431-1234　FAX: 03-6431-1790
URL: https://gakken-mesh.jp/

Your Diagnosis?

遠藤　雄一郎
Yuichiro Endo

京都大学医学部皮膚科

症　例：80歳代，男性．
主　訴：左腰部の腫瘤．
初　診：2021年．
現病歴：既往に高血圧，脂質異常症（高脂血症），腰部の椎間板ヘルニアの手術歴がある．非喫煙者．温泉などで腰のマッサージチェアをよく使っていた．受診1年前から左腰部に硬結が出現して増大したため，近医を受診した．MRIと生検を施行されたのち，当科を紹介受診した．
現　症：初診時，腫瘤は褐色調で直径は54 mmで境界明瞭，弾性硬であった（図1）．皮膚との可動性はやや不良，下床との可動性は良好であった．疼痛などの症状はなかった．CTでは同部位以外に明らかな占拠性病変は指摘できなかった．MRI像（図2）と生検での病理組織像（図3）を示す．

考えられる疾患は何か？

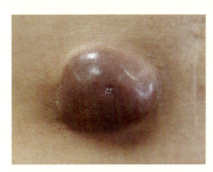

図1　80歳代，男性．初診時臨床像
中央部の陥凹は前医での生検痕である．

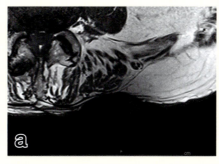

図2　MRI像
（a）T1強調水平断像．腫瘤は全体的に低信号であった．
（b）T2強調脂肪抑制水平断像．腫瘤は等信号が主体で，一部に高信号と低信号が混在した．

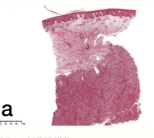
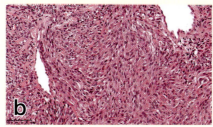
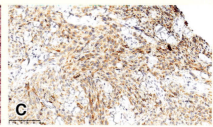

図3　病理組織像
小淡明な細胞質をもつ紡錘形細胞が皮下に広がる．細胞は，bcl-2, CD68, S-100, Melan A, p53陽性．CD34, factor XIIIa, α-SMA陰性．
（a）弱拡大，HE染色．（b）強拡大，HE染色．（c）強拡大，Melan A免疫組織化学染色．

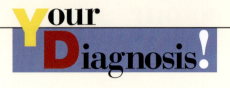

3月号の問題と解答

■出題■

佐藤　友隆
Tomotaka Sato

帝京大学ちば総合医療センター皮膚科

症　例：70歳代, 男性.
主　訴：右鼻部の結節.
既往歴：特記すべきことなし.
現病歴：初診の2カ月前と約2週間前にクリニックを受診し CO_2 レーザーで処置されたが, 改善しないために別の皮膚科クリニックを受診し, 当科紹介受診となった. 直径6mm程度の易出血性の結節を認めた（図1）.

考えられる疾患は何か？

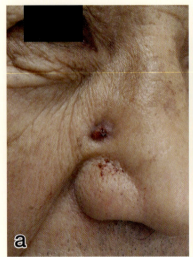
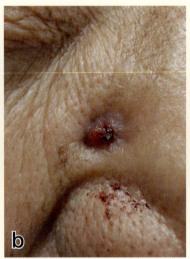
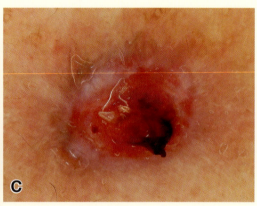

図1　70歳代, 男性. 初診時臨床像
（a）臨床像, （b）拡大像, （c）ダーモスコピー像.

Answer is... 外歯瘻

◆ 臨床診断と鑑別疾患

周囲に瘢痕を伴う直径 6 mm 程度の紅色丘疹．

鑑別疾患は，血管拡張性肉芽腫，有棘細胞癌，エクリン汗孔腫などの付属器腫瘍，基底細胞癌，低色素性悪性黒色腫，炎症性粉瘤，サルコイドーシス，皮膚リンパ腫などが考えられる．

ダーモスコピー所見はWatanabeら[1]によると，reddish structureless area intermingled with pinkish-white areas, surrounding a central yellowish-white area, long serpentine vessels などである．

過去の報告の臨床像やダーモスコピー像を比較すると，結節とくり返す炎症により生じたと考えられる周囲の白色瘢痕状の脱色素斑が特徴と思われる．

視診のみでの診断は難しく，皮膚生検と画像検査で外歯瘻と診断し，歯科治療で軽快することが多い[2,3]．

◆ 病理組織学的所見と確定診断

まずは血管拡張性肉芽腫を疑い，切除生検を施行した．全摘標本の病理組織像を図2に提示する．

表皮から皮下脂肪織まで採取されており，表皮に著変はなく，真皮から皮下に炎症性細胞の浸潤および瘻孔を疑う膿瘍形成を認める（図2a）．

拡大像では，好中球，形質細胞を主体とした炎症性細胞，異物巨細胞も混在し，異型性はない（図2b）．病理組織学的所見は肉芽腫の診断である．

CT像では，右鼻根部の皮下の肥厚（⇨），両側上顎洞の軽度粘膜肥厚がみられ，副鼻腔との関連はない（図3）．

パノラマX線像では，右上顎歯3番の骨吸収，根尖部透過像（⇨）を認める（図4）．

歯科診察で，右上顎歯3番の歯根部付近に圧痛あり．

本症例は当科でも1回全摘生検し，病理組織学的所見は肉芽腫の診断であった．再発したためにCT所見とあわせて耳鼻科にコンサルトしたが，鼻腔の内視鏡では問題なく，口腔外科へコンサルトしたところパノラマX線像で右上顎歯3番の歯根に根尖性歯周炎を認めた．外歯瘻の可能性を疑われ抜歯したところ，抜歯窩は鼻翼付近まで交通があった．

◆ 経過

抜歯を行ったところ，再発をくり返した皮膚の結節は瘢痕治癒した．

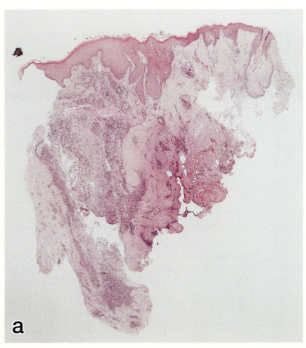
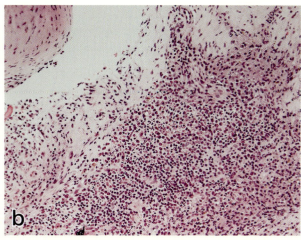

図2 病理組織像（HE染色）
(a) 弱拡大像．瘻孔を疑う膿瘍形成（×40）．
(b) 強拡大像．好中球，形質細胞を主体とした炎症性細胞浸潤（×100）．

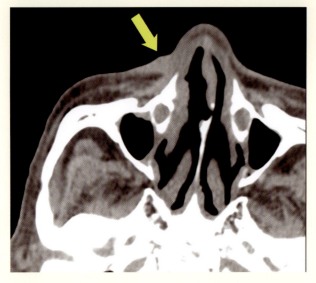

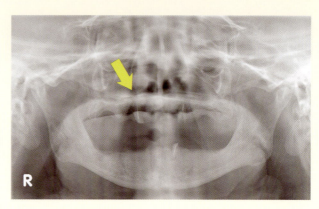

図4　パノラマX線像
右上顎歯3番の骨吸収，根尖部透過像（⇨）.

図3　CT像
右鼻根部の皮下の肥厚（⇨），両側上顎洞の軽度粘膜肥厚．副鼻腔との関連なし．

　個人的経験では，外歯瘻は高齢者に多いが，精神疾患などで口腔ケアができていないと中年でも生じる．糖尿病合併患者は注意していたが，基礎疾患がなく義歯を入れていると，つい見逃してしまう．失礼ではない範囲で患者に同意を求め，義歯を外してもらって診察し，口腔ケアが不十分であれば，外歯瘻も疑って歯科とも連携していくことが重要である．

　文献的には瘻孔の病巣歯について，50歳以上では犬歯を中心とした前歯部の歯芽が原因となる傾向があり[2]，50歳未満では下顎第1大臼歯を中心とした下顎臼歯部が多い[4]．

　非特異的な肉芽腫所見を認めた際に歯科の病歴聴取と診察，積極的な口腔外科へのコンサルトの重要性を強調したい．

　外歯瘻は，歯性感染の排出路として，皮下組織を経路として口腔外の顔面皮膚に生じた炎症性瘻孔である．原因歯が上顎にあれば内眼角，眼窩下部，鼻翼基部，頬部に出現し，下顎にあればオトガイ部，咬筋前縁部に出現する．原因病巣としては根尖性歯周炎，歯根囊胞，歯冠周囲炎，炎症性顎骨囊胞，骨髄炎などがあり，臨床的に皮疹は可動性が不良であることが多い[5]．今回は皮膚側からの圧痛などの所見が乏しかったが，口腔粘膜側からの歯科医による診察では所見があった．義歯の固定ブリッジからの外歯瘻も注意が必要である[3]．超高齢社会での口腔ケアの重要性を痛感する症例であった．

　皮膚の下，さらに深い，歯にもご注意を！

文献

1) Watanabe S et al: Australas J Dermatol 59: e146, 2018
2) 山﨑龍矢ほか：皮膚病診療 46: 444, 2024
3) Mizuno M et al: J Nippon Med Sch 84: 198, 2017
4) 佐藤仁美ほか：歯放線 63: 63, 2024
5) 野口忠秀：MB Derma 320: 251, 2022

◆正解者◆
12 名／敬称略／五十音順／ 3 月 19 日到着分まで

飯田 剛士，一木 稔生，伊藤 宏太郎，梅津 修，大井 三恵子，太田 孝，大橋 洋之，
奥根 真里，小椋 哲実，佐伯 典道，関 いづみ，松浦 能子

正解以外にあがった疾患名として，
基底細胞癌，Merkel 細胞癌，上顎骨壊死およびそれに伴う皮膚瘻孔
などがありました．

【総評】
ご参加ありがとうございます．約 6 割の先生方が正解でした．正解以外では基底細胞癌（BCC）
と回答した先生が多くいらっしゃいました．鼻に近い部位ですのでやはり BCC を最初に想
定すると思います．その他の皮膚悪性腫瘍も散見されましたが，外歯瘻は歯に近い部位に生
じるというイメージがあるなかで，ダーモスコピー所見での BCC の特徴的所見の欠如と滲
出液，周囲の瘢痕に注目された点は大変実力のある診断で素晴らしいです．（佐藤 友隆）

目でみる皮膚科学　ヴィジュアル ダーマトロジー
Visual Dermatology
電子版発売中！

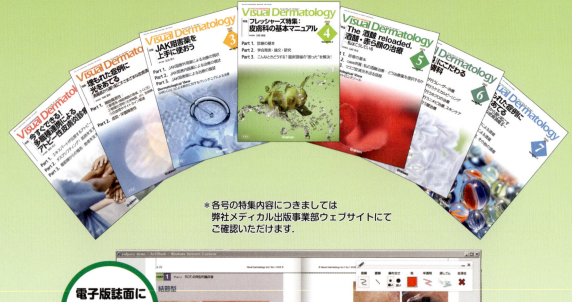

＊各号の特集内容につきましては
弊社メディカル出版事業部ウェブサイトにて
ご確認いただけます．

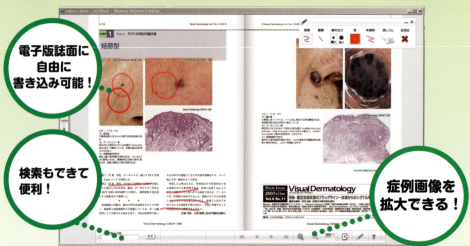

電子版誌面に自由に書き込み可能！

検索もできて便利！

症例画像を拡大できる！

＊医書.jp の機能

2022年1月号（Vol.21 No.1）以降の本誌&増刊号が続々販売スタート！

＊電子書籍サイト（医書.jp または M2PLUS）にて会員登録が必要となります．
＊医書.jp：タブレット（iOS 端末/Android 端末）または PC に専用ビューワおよび購入商品をダウンロードしてご利用いただけます．
＊M2PLUS：タブレット（iOS 端末/Android 端末）に専用ビューワおよび購入商品をダウンロードしてご利用いただけます．

ご購入・詳細はこちらから ▶ store.isho.jp　または　www.m2plus.com

通常号：3,520 円（税込）　臨時増刊号：7,480 円（税込）

株式会社Gakken メディカル事業部　〒141-8416 東京都品川区西五反田 2-11-8　☎03-6431-1234　FAX 03-6431-1790　https://gakken-mesh.jp/

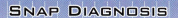

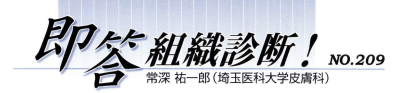

Question: 診断は何か？

（正解は次ページ）

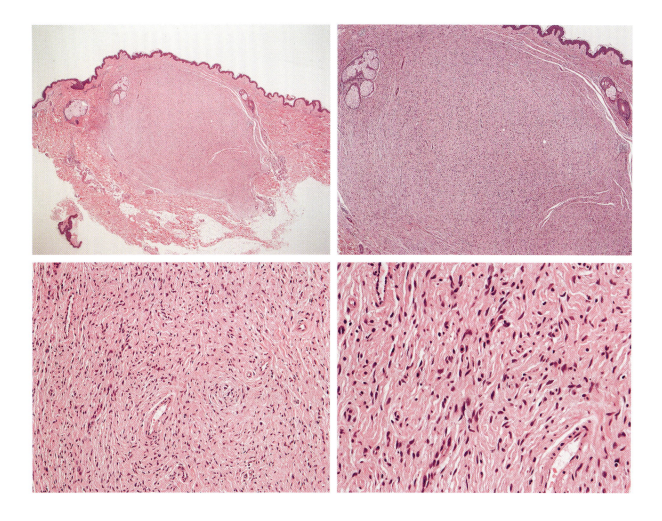

Snap Diagnosis
即答 組織診断！
（解答）

Answer：神経線維腫　neurofibroma

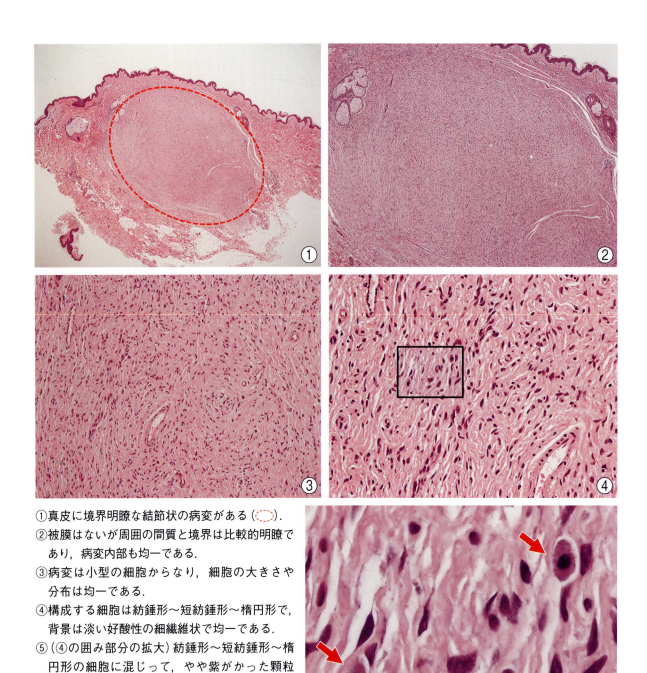

① 真皮に境界明瞭な結節状の病変がある（◯）．
② 被膜はないが周囲の間質と境界は比較的明瞭であり，病変内部も均一である．
③ 病変は小型の細胞からなり，細胞の大きさや分布は均一である．
④ 構成する細胞は紡錘形～短紡錘形～楕円形で，背景は淡い好酸性の細線維状で均一である．
⑤ （④の囲み部分の拡大）紡錘形～短紡錘形～楕円形の細胞に混じって，やや紫がかった顆粒状の細胞質と中央に円形の核をもつ細胞，つまり，肥満細胞がみられる（➡）．

> **ポイント**

◆ 神経線維腫
- 真皮から皮下の境界明瞭で被膜をもたない結節状病変で，繊細な線維性成分を背景にやや波状の紡錘形～短紡錘形～楕円形の細胞が増殖し，毛細血管や肥満細胞が混在する．
- 末梢神経を構成する種々の細胞（図）よりなる腫瘍で，Schwann 細胞（S100 陽性）のみならず，線維芽細胞（CD34 陽性），神経周膜細胞（EMA 陽性）からなる．そこに，肥満細胞が散見される．軸索も含まれる．

参考文献
Zamecnik M, Michal M: Pathol Res Pract 197: 537, 2001

参考症例
1) 常深祐一郎：J Visual Dermatol 8: 187, 2009（即答組織診断！第 14 回『神経線維腫 neurofibroma』）
2) 常深祐一郎：J Visual Dermatol 16: 499, 2017（即答組織診断！第 113 回『神経線維腫 neurofibroma／肥満細胞 mast cell』）

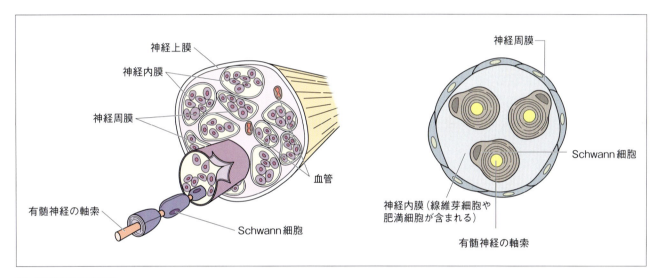

図　末梢神経の模式図

脱毛症診療に必携のハンドブック、ついに登場！ **好評発売中**

脱毛症診療ハンドブック

【編著】 坪井良治　西新宿サテライトクリニック院長，東京医科大学名誉教授
【編】　 原田和俊　東京医科大学皮膚科学分野主任教授
【著】　 内山真樹　東京医科大学皮膚科学分野兼任講師

- 定価：8,800円(10%税込)　● B5判　● 272頁　● ISBN：978-4-05-520047-9

あらゆる脱毛症・毛髪疾患を網羅的にとりあげ，臨床像・ダーモスコピー（トリコスコピー）・病理組織による診断，治療とケアをまとめて解説したハンドブックが登場！
臨床像はもちろんのこと，診断のキーとなるダーモスコピー画像と病理組織像をふんだんに盛り込み，円形脱毛症の最新の治療，JAK阻害薬についても解説！

【Contents】

1章　総論
毛の構造と毛周期／脱毛症の問診・診察時の毛髪所見の取り方・検査法／脱毛症の診断アプローチ法（フローチャート）／ダーモスコピー（トリコスコピー）検査／皮膚病理組織検査／脱毛症の治療

2章　各論
円形脱毛症／男性型脱毛症・女性型脱毛症／加齢に伴う毛髪の変化／睫毛貧毛症／脱毛症とQOL／休止期脱毛症／薬剤性脱毛症／瘢痕性脱毛症／腫瘍性脱毛症／感染に伴う脱毛症／機械的外力による脱毛症／炎症性疾患に伴う脱毛症／先天性脱毛症／毛幹形態異常症／白髪と白毛症／多毛症／頭皮関連・その他

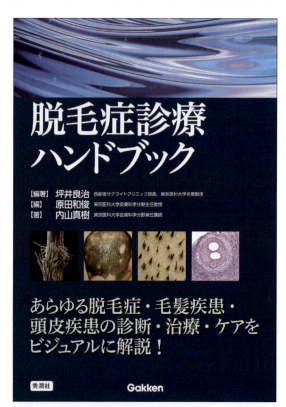

株式会社Gakken メディカル事業部

〒141-8416 東京都品川区西五反田2-11-8
TEL: 03-6431-1234　FAX: 03-6431-1790
URL: https://gakken-mesh.jp/

研修医のための皮膚病理診断 Lesson ⑭

監修　斎田 俊明（信州大学名誉教授）

皮膚病理診断が苦手な研修医が，斎田先生の指導で皮膚病理が得意な研修医を目指します．

Q. 重要な組織所見は何か？　診断は？

図の組織画像の所見を検討してください．診断に重要な所見は何でしょう．組織診断を考えたうえで，本頁下欄の臨床所見・臨床診断と照合し，組織診断の妥当性を確認してください．

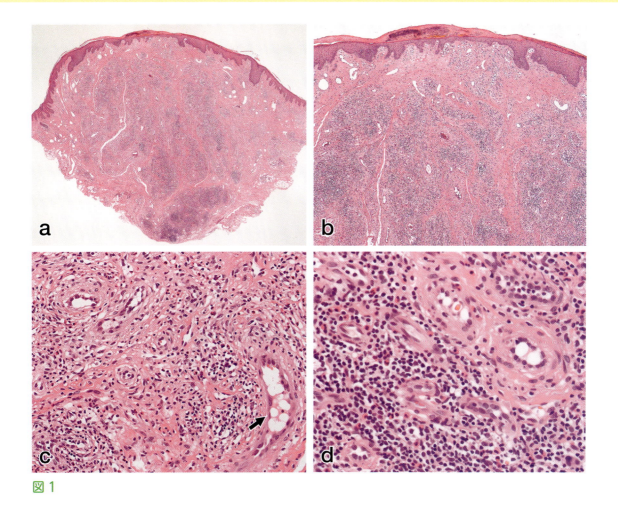

図1

臨床所見　50歳代，女性．左耳介部の紅色結節．
臨床診断　皮膚付属器腫瘍の疑い．

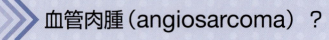

研修医の答え　　血管肉腫（angiosarcoma）？

※診断に重要な所見は赤字で示す．

ドーム状に隆起する結節状の病変です（図1a）．被覆表皮はやや肥厚していますが，一部は萎縮し，痂皮を付しています（図1b）．

病変の広がりと境界はどうかな？

真皮全層〜一部皮下にまで及ぶ結節状病変で，周囲との境界は全体的にやや不明瞭とみなされます（図1a）．

表皮とは非連続性の結節状病変だね（図1b）．この結節は何で構成されているかな？

線維性間質内におけるびまん性のやや密な細胞浸潤で構成されています．上皮様細胞や胞巣形成がまったく認められませんので，非上皮性細胞の浸潤だと考えます（図1c, d）．

浸潤細胞はリンパ球が主体で，好酸球もかなり多数混じているね（図1c, d）．また，小型〜中型の血管が多数見出される（図1c）．

血管の内皮細胞の核が大型で，一部で血管腔内へ突出するようにみえます（図1c, d）．血管肉腫（angiosarcoma）の可能性があるかもしれません．

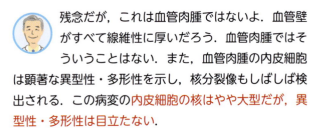
残念だが，これは血管肉腫ではないよ．血管壁がすべて線維性に厚いだろう．血管肉腫ではそういうことはない．また，血管肉腫の内皮細胞は顕著な異型性・多形性を示し，核分裂像もしばしば検出される．この病変の内皮細胞の核はやや大型だが，異型性・多形性は目立たない．

そうすると，診断の検討がつきません．

内皮細胞をよく観察してごらん．胞体内に類円形の小空胞を検出できるだろう（図1c：➡）．これが診断のヒントだよ．好酸球を混じる密な炎症性細胞浸潤とあわせて，好酸球性血管リンパ球増殖症（angiolymphoid hyperplasia with eosinophilia：ALHE）と診断される．

ALHEの臨床的特徴を知っているかな？

成人の頭頸部，とくに耳介周囲に好発し，ドーム状に隆起する拇指頭大程度までの紅褐色調の硬い結節として，単発ないし多発します．

そのとおり！　ALHEはWellsらによって最初に記載されたもので[1]，その後，類上皮血管腫（epithelioid hemangioma）という病名も提唱された[2]．病理組織学的には皮内〜皮下に及ぶ（上方の幅が広い）V字型の結節として認められる病変だ．結節は，線維性間質内における好酸球を混じるリンパ球の密な浸潤と，やや厚い壁を有する小型〜中型の血管の増生で構成される．リンパ濾胞が認められること（図2）や間質にムチン沈着を伴うこともあるよ．増生する血管の内皮細胞は豊富な好酸性〜両染性胞体（類上皮細胞様形態）と大型核を有し，血管腔内へ突出するように認められることが特徴だ．また，内皮細胞の胞体内にしばしば類円形の小空胞が見出される．増生する血管は細静脈クラスの血管とされている．

ALHEと木村氏病は，以前，同じ疾患とされていたと聞いたことがあります．

ALHEと木村氏病はいずれも好酸球を混じる密なリンパ球浸潤が認められることから，かつて同一疾患とみなされていたんだ．しかし，現在では別疾患であることが確定されている．木村氏病は下顎部〜頸部に好発する大型でびまん性の皮下結節として認められ，しばしば所属リンパ節の腫大を伴う．末梢血の好酸球増多と血清IgE値の上昇も高頻度に検出される．ALHEでも20％程度の症例で末梢血の好酸球増多が検出されるが，IgE値の上昇は認められない．

病理組織学的にはどのような点で異なるのでしょうか？

最終診断　　好酸球性血管リンパ球増殖症（angiolymphoid hyperplasia with eosinophilia：ALHE）

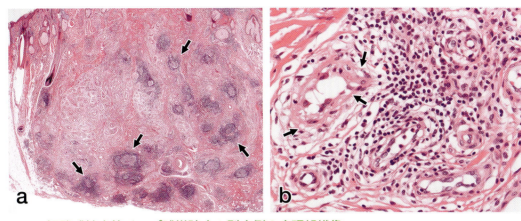

図2　好酸球性血管リンパ球増殖症の別症例の病理組織像
40歳代，男性の頭部に認められた病変．真皮内から皮下に及ぶ結節で（a），病変内にはリンパ濾胞が検出される（a：➡）．線維化が目立つ間質内にリンパ球が浸潤し，多数の好酸球を混じている（b）．血管の増生が目立ち，その腔壁は線維性にやや厚く，内皮細胞の胞体内には類円形の小空胞が見出される（b：➡）．内皮細胞の核は大型で，血管腔内へ突出している（b）．

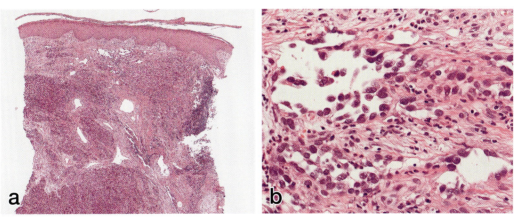

図3　血管肉腫の病理組織像
70歳代，男性の側頭部に生じた紅色結節（周囲に紫斑を伴う）．真皮内に類上皮細胞様〜短紡錘形状の細胞が密に増殖し，不規則で不定形状の病変を形成している（a）．上層部の一部に類洞状の脈管腔が認められ（b），その腔壁を縁取る内皮細胞は異型な大型核を有している．一部で管腔内へ遊離する内皮細胞も認められる（b）．血管肉腫の典型的所見である．

木村氏病ではリンパ球を主体とし，形質細胞や好酸球を混じるびまん性で密な炎症性細胞浸潤が認められ，リンパ濾胞が頻繁に見出される．他方，血管増生は目立たず，壁の厚い血管の増生や大型の内皮細胞も認められない点で鑑別できるよ．

ぼくのように，ALHEを血管肉腫と誤診すると大変です．両者の組織学的鑑別点を教えてください．

まず，病変の全体的シルエットが異なることに注目してほしい．ALHEはV字型の結節としてみられるが，血管肉腫は境界不明瞭で不規則，不定に広がる病変だね（図3a）．また，先ほど指摘したように，ALHEの血管は壁が線維性に厚く，内皮細胞の核は大型だが，異型性・多形性は目立たない．核分裂像も認められない．それから，血管肉腫では異型内皮細胞が血管腔内へ遊離する所見が認められることも鑑別点となる（図3b）．

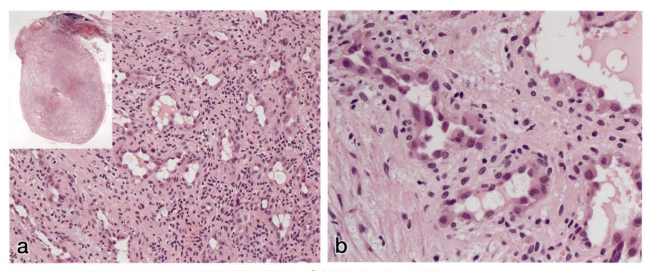

図4 皮下結節として認められた好酸球性血管リンパ球増殖症の病理組織像
30歳代，男性の頭部に認められた病変．皮下に境界明瞭な単結節状病変が存在している（a：挿入図）．結節は線維性間質内における中小血管の増生で構成されており（a），リンパ球浸潤を伴い，好酸球を混じている．血管内皮細胞は好酸性の豊富な胞体を有し，その一部には類円形の小空胞が見出される．大型の円形核が管腔内へ突出するように認められる（b）．以上の所見から，「皮下型」の好酸球性血管リンパ球増殖症と診断した．

ALHEの本態は何なのですか？

ALHEの本態は不明だが，腫瘍性病変ではなく，下床の動静脈シャントに起因する反応性病変あるいは血管形成異常（vascular malformation）とする見方が有力だね．内皮細胞の胞体内に認められる小空胞は血管形成を模する所見だとの説もある．

文献

1) Wells GC, Whimster IW: Br J Dermatol 81: 1, 1969
2) Weiss SW, Enzinger FM: Cancer 50: 970, 1982

Memo
ALHEのほとんどは，図1に示すように，真皮内を主体とし，一部皮下にまで及ぶ病変として認められる．しかし，筆者は真皮と無関係に，皮下に境界明瞭な結節として認められた本症を数例経験している（図4）．本症が血管形成異常に起因するものであれば，「皮下型」のような病変が存在してもよいことになる．教科書的には口腔粘膜や直腸，骨の発生例もあるとされている．

診断のPoint

- 皮内から一部皮下にまで及ぶV字型の結節状病変として認められる．
- 結節は線維性間質内における好酸球を混じるリンパ球の密な浸潤とやや厚い線維性の壁を有する小型〜中型の血管の増生で構成される．
- 増生する血管の内皮細胞は大型核を有し，腔内へ突出するように存在している．また，内皮細胞の胞体内にしばしば，類円形の小空胞が検出される．

イラスト：林よしえ

大人気特集「似たもの同士」が復活！

Vol.23 2024 Visual Dermatology 臨時増刊号
Quizで鑑別！まぎらわしい皮膚疾患

好評発売中

[責任編集] Visual Dermatology編集委員会

似た臨床像の写真を並べて，2つの疾患のいずれかを当てる鑑別クイズ．臨床像だけで鑑別できるか？皮膚科医の基本の技術"視診"力を磨く鑑別ドリルの決定版．大きくて見やすい臨床写真で，悪性と良性の鑑別に役立ち，すぐ臨床で活用できます．

- 定価：7,480円（本体6,800円＋10%税込）
- A4変型判，148ページ
- ISBN：978-4-05-520058-5

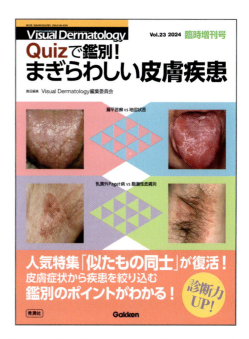

[主な目次]

Part 1. 頭頸部
皮膚筋炎vs肉芽腫性眼瞼炎／扁平苔癬 vs 地図状舌／円板状エリテマトーデス vs 扁平苔癬／スポロトリコーシス vs 麦粒腫／抜毛症 vs 円形脱毛症／亜急性皮膚エリテマトーデス vs Sweet病

Part 2. 躯幹
乳房外Paget病 vs Bowen病／海洋生物皮膚炎vs 帯状疱疹／肛囲溶連菌性皮膚炎 vs 伝染性膿痂疹／アトピー性皮膚炎 vs 表皮融解性魚鱗癬／creeping disease vs エクリンらせん腺腫

Part 3. 上肢
汗疱状湿疹 vs Circumscribed palmar hypokeratosis／乾癬 vs 白癬／爪甲色素線条vs悪性黒色腫／骨腫 vs ガングリオン

Part 4. 下肢
爪白癬 vs 悪性黒色腫／リベド血管症vs ひだこ（温熱性紅斑）／類天疱瘡 vs ノミ刺症／親水性ポリマー塞栓症 vs 本態性血小板血症／エクリン汗孔癌 vs 痛風結節

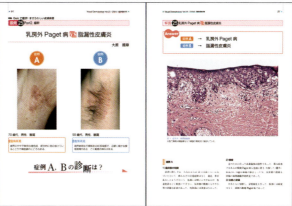

株式会社Gakken メディカル事業部

〒141-8416 東京都品川区西五反田2-11-8
TEL: 03-6431-1234 FAX: 03-6431-1790
URL: https://gakken-mesh.jp/

Photo Essay 278
by Hirokazu Tsukaya

オレンジ色の香り

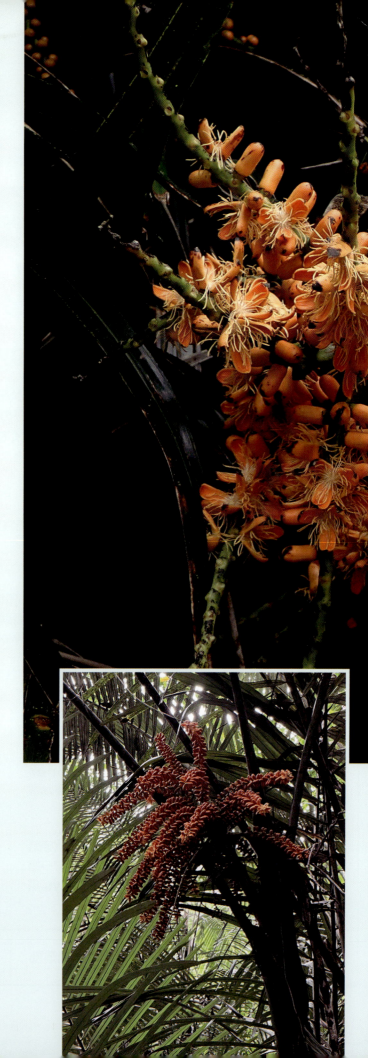

　大学の学部4年生を対象とした野外実習の一環として，私たちは例年4，5月に沖縄県の西表島をフィールドとした実習を組んでいる．

　その時期の西表島の森で楽しみなことの一つは，写真に示すこの花の香りである．たいがい，花を目視するよりも先に香りを感じる．そしてあたりをキョロキョロと見回してこの花をみつける，というのが通例だ．香りが拡散しやすく遠くまで届くこと，また林の中で咲くため陰になってみえないことも多いこと，その2つの要因でそういう順となりやすい．これはクロツグという，ヤシの仲間である．実に良い香りだけに，はじめて嗅ぐ学生もすぐに覚えてくれる．甘みを感じる香りで，何か嗅いだことのある香りだな……と言い合っているのを聞いていると，やがて「あ，キンモクセイだ」という結論に落ち着く．そう思って近づくと，花色もまさにキンモクセイのようなオレンジ色だけに，ますますそっくりに感じる．とはいっても，色の錯覚というわけではない．オレンジ色といっても，柑橘系のオレンジの香りとは全く違う．やはり何といってもキンモクセイだ．しかもキンモクセイの近縁種には，香りの良い植物が多いのだが，より涼やかな香りのギンモクセイやヒイラギ，ヒイラギモクセイとも違う香りで，クロツグの香りはやはり甘さのあるキンモクセイの香りにそっくりなのである．キンモクセイの香り成分としてはγデカラクトン，リナロール，リナロールオキシド，βイオノン，αイオノンなどが同定されているので，共通する成分をもつのだろう．

　ちなみに西表島をはじめとする八重山諸島のクロツグは，他の国内地域のものと比べて果実が小さめであることから，コミノクロツグ（小実のクロツグ）という名前で区別されたことがあるが，現時点ではクロツグの変異の幅に含める意見が優勢である．ただし国内の植物については，DNAレベルの解析が大規模になされつつあり，その成果をみると大きな変革がおきつつある．例えば，過去にある研究者が新種としたにもかかわらず，後の研

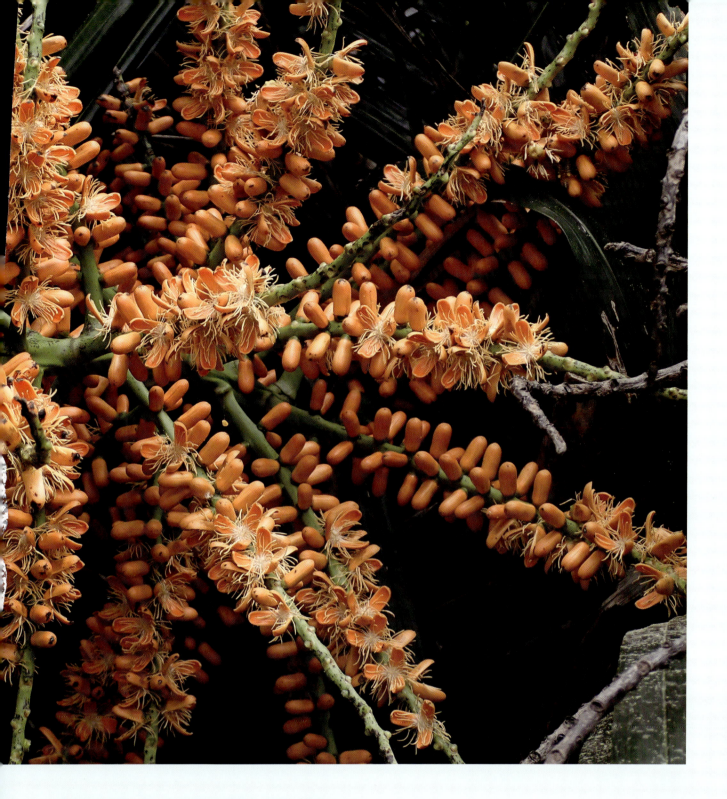

究者が他の種と同一としてまとめたものが，DNA レベルでみると別種とするほうが正しかったと判明する事例も多い．あるいは今まで認識もされていなかった新種がみつかる事例も相次いでいる．コミノクロツグももしかしたら将来，そういう話になるかもしれない．

なおクロツグは，株としては雌雄同株なのだが，雄雌別々に花序を立てて咲かせる性質がある．花としてみる場合，オレンジ色の雄しべが華やかな雄の花序のほうが見応えがある．写真はいずれも雄花序だ．

塚谷裕一：東京大学大学院理学系研究科

Visual Dermatology バックナンバーのご案内

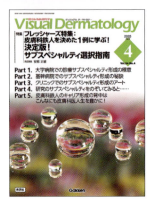

2025 4　Vol.24, No.4
特集：フレッシャーズ特集：皮膚科鉄人を決めた1例に学ぶ！ 決定版！サブスペシャルティ選択指南
責任編集　安部 正敏（札幌皮膚科クリニック）

- ◆Part1. 大学病院での診療サブスペシャルティ形成の極意：「皮膚悪性腫瘍」を極める／「手術」の魅力／アレルギーの謎を解いて，一緒に名探偵を目指しませんか？／「真菌症」を極める／「光線療法」の魅力
- ◆Part2. 基幹病院でのサブスペシャルティ形成の秘訣：皮膚科領域における細菌感染症（丹毒・蜂窩織炎）／熱傷をサブスペシャルティにする秘訣
- ◆Part3. クリニックでのサブスペシャルティ形成のアート：皮脂欠乏症から得られる学び／レーザーで到達できる皮膚科診療の新境地／皮膚科専門医が行う美容皮膚科／パッチテストは有用な診断ツール
- ◆Part4. 研究のサブスペシャルティをのぞいてみると……：研究は皮膚疾患の疑問に答えるための冒険／色素細胞とわたし／研究は臨床的・生物学的な疑問を解決すること
- ◆Part5. 皮膚科鉄人のキャリア形成の背中はこんなにも皮膚科医人生を豊かに！：行政で活躍する／医学教育／企業での皮膚科専門医／AMEDでの経験を皮膚科キャリアに活かす

2025　3　Vol.24, No.3　成人食物アレルギーを極める！
責任編集　猪又 直子（昭和大学医学部皮膚科学講座）

2025　2　Vol.24, No.2　痤瘡診療リスキリング ―治りにくい痤瘡に対峙するために
責任編集　小林 美和（こばやし皮膚科クリニック）

2025　1　Vol.24, No.1　乾癬再考 ―治療の前に―
責任編集　渡邉 玲（順天堂大学医学部皮膚科学講座）

2024　12　Vol.23, No.12　FLAP！顔面の皮弁術パーフェクトガイド
責任編集　竹之内 辰也（新潟県立がんセンター新潟病院皮膚科）

2024　11　Vol.23, No.11　外用薬の剤形選択Q&A
責任編集　大谷 道輝（佐々木研究所研究事務室）

2024　10　Vol.23, No.10　整形外科と皮膚疾患
責任編集　門野 岳史（聖マリアンナ医科大学医学部皮膚科），門野 夕峰（埼玉医科大学整形外科）

2024　9　Vol.23, No.9　今知っておきたい性感染症
責任編集　渡辺 大輔（愛知医科大学皮膚科学講座）

2024　8　Vol.23, No.8　スポーツと皮膚
責任編集　澤田 雄宇（産業医科大学医学部皮膚科学教室）

2024　7　Vol.23, No.7　バーチャルスライドでズバッと診断！ 皮膚病理演習【炎症編】
責任編集　鶴田 大輔（大阪公立大学大学院医学研究科皮膚病態学）

2024　6　Vol.23, No.6　太陽光線と皮膚
責任編集　森脇 真一（大阪医科薬科大学医学部感覚器機能形態医学講座皮膚科学）

2024　5　Vol.23, No.5　頭部のアトラス
責任編集　Visual Dermatology編集委員会

2024　4　Vol.23, No.4　フレッシャーズ特集：皮膚科の救急と重症例から学ぶ
責任編集　杉田 和成（佐賀大学医学部内科学講座皮膚科）

2024　3　Vol.23, No.3　新しい検査，慣れない検査Q&A
責任編集　梅林 芳弘（東京医科大学八王子医療センター皮膚科）

2024　2　Vol.23, No.2　実践！ 今日から始める漢方治療
責任編集　清水 忠道（富山大学学術研究部医学系皮膚科学）

2024　1　Vol.23, No.1　膠原病 ―2つの強皮症を理解しよう
責任編集　浅野 善英（東北大学大学院医学系研究科 神経・感覚器病態学講座 皮膚科学分野）

2023　12　Vol.22, No.12　脱毛症診療の極意：苦手意識を克服しよう！
責任編集　下村 裕（山口大学大学院医学系研究科皮膚科学）

2023　11　Vol.22, No.11　鼻のアトラス
責任編集　Visual Dermatology編集委員会

2023　10　Vol.22, No.10　さまざまな手湿疹
責任編集　矢上 晶子（藤田医科大学ばんたね病院総合アレルギー科）

2023　9　Vol.22, No.9　菌別にみる皮膚細菌感染症
責任編集　山﨑 修（島根大学医学部皮膚科学講座）

2023　8　Vol.22, No.8　一例一学～次世代の皮膚科医に伝えたい知識と技術～
責任編集　石川 治（石井病院皮膚科，群馬大学名誉教授）

2023　7　Vol.22, No.7　埋もれた症例に光をあてる～潰瘍底から掘り起こすさまざまな皮膚潰瘍Ⅱ～
責任編集　中西 健史（明治国際医療大学皮膚科）

2023　6　Vol.22, No.6　「皮膚科」にこだわる美容皮膚科
責任編集　川端 康浩（川端皮膚科クリニック）

2023　5　Vol.22, No.5　The 酒皶 reloaded. 酒皶・赤ら顔の治療―私はこうしている
責任編集　山﨑 研志（東北大学医学部皮膚科学）

2023　4　Vol.22, No.4　フレッシャーズ特集：皮膚科の基本マニュアル
責任編集　天野 博雄（岩手医科大学医学部皮膚科学講座）

2023　3　Vol.22, No.3　JAK阻害薬を上手に使おう
責任編集　佐伯 秀久（日本医科大学皮膚科）

2023　2　Vol.22, No.2　埋もれた症例に光をあてる～潰瘍底から掘り起こすさまざまな皮膚潰瘍Ⅰ～
責任編集　中西 健史（明治国際医療大学皮膚科）

2023　1　Vol.22, No.1　今すぐできる！ 多職種連携によるアトピー性皮膚炎診療
責任編集　室田 浩之（長崎大学大学院医歯薬学総合研究科皮膚病態学）

2022　12　Vol.21, No.12　臀部・肛囲のアトラス
責任編集　Visual Dermatology編集委員会

2022　11　Vol.21, No.11　日常着用するものを知って選ぶ
責任編集　野村 有子（野村皮膚科医院）

2022　10　Vol.21, No.10　ウイルスと皮膚疾患 ―新しい考え方
責任編集　清水 晶（金沢医科大学皮膚科学教室）

2022　9　Vol.21, No.9　好酸球の役割を知り，診断・治療に活かす
責任編集　中村 晃一郎（埼玉医科大学皮膚科）

2022　8　Vol.21, No.8　皮膚科医・薬剤師の素朴な疑問Q&A
責任編集：関根 祐介（東京医科大学病院薬剤部），安部 正敏（札幌皮膚科クリニック）

2022　7　Vol.21, No.7　爪のアトラス
責任編集：Visual Dermatology編集委員会

2022　6　Vol.21, No.6　食生活と皮膚疾患 ―どのように食事指導するか？
責任編集：本田 哲也（浜松医科大学皮膚科学講座）

2022　5　Vol.21, No.5　「攻めない治療」で攻める！
責任編集：多田 弥生（帝京大学医学部皮膚科学講座）

2022　4　Vol.21, No.4　フレッシャーズ特集：後期研修医が知っておくべき皮膚科診療3つのポイント
責任編集：大塚 篤司（近畿大学医学部皮膚科学教室）

2022　3　Vol.21, No.3　皮膚科医が学ぶ睡眠医学―皮膚科診療に活かそう！
責任編集：清島 真理子（朝日大学病院皮膚科）

2022　2　Vol.21, No.2　浮腫の臨床像，鑑別診断と治療
責任編集：菅谷 誠（国際医療福祉大学医学部皮膚科）

2022　1　Vol.21, No.1　食物アレルギー：診療の基本と最新情報
責任編集：千貫 祐子（島根大学医学部皮膚科）

2021　12　Vol.20, No.12　好発部位の謎を解く！
責任編集：梅林 芳弘（東京医科大学八王子医療センター皮膚科），門野 岳史（聖マリアンナ医科大学皮膚科）

2021　11　Vol.20, No.11　エキスパートから学ぶ「再発抑制・寛解維持に悩む疾患」
責任編集：名嘉眞 武國（久留米大学医学部皮膚科）

ここに掲載されていない特集号は品切れです

◆年ぎめ予約購読とバックナンバーご購入のご案内
・本誌を毎月ご購読いただく場合には，最寄りの書店または大学生協にお申し込みください．お近くに書店がないなど，弊社より直接ご購読希望の方は，弊社WEBサイト（https://gakken-mesh.jp）よりお申し込みください．
・バックナンバーのご購入は，最寄りの書店，大学生協にお申し込みください（送料はかかりません）．お近くに書店がない場合は，弊社WEBサイトの書籍詳細情報のページから，オンライン書店へのリンクがございますので直接お求めください．
お電話でもご注文いただけます．ご注文1回につき，別途配送料550円（税込）をいただいております．ただし，お買い上げ金額合計が2,000円（税込）以上の場合は配送料を無料とさせていただきます．
学研通販受注センター：フリーダイヤル 0120-92-5555（平日9:30～17:30）

次号予告 6 Visual Dermatology

2025 June Vol.24 No.6

特集 特集：自己免疫性水疱症—診断から治療まで

責任編集：岩田 浩明（岐阜大学大学院医学系研究科皮膚科学教室）

▶ **総論**
自己免疫性水疱症　　　　　　　　　　　　　　　　　　　　岩田 浩明

▶ **Part 1. 自己免疫性水疱症診断に必要な検査**
自己免疫性水疱症診断に必要な検査　　　　　　　　　　　　古賀 浩嗣
Split skin IIF・WBなど必要するラミニンγ1　　　　　　　　石井 文人
典型的検査で陰性となるDPP4関連のBP　　　　　　　　　　泉 健太郎

▶ **Part 2. 表皮内水疱を生じる自己免疫性水疱症**
表皮内水疱を生じる自己免疫性水疱症　　　　　　　　　　　朝比奈 泰彦ほか
増殖性天疱瘡　　　　　　　　　　　　　　　　　　　　　　市來 尚久
腫瘍随伴性天疱瘡　　　　　　　　　　　　　　　　　　　　松本 大介
落葉状天疱瘡・紅斑性天疱瘡　　　　　　　　　　　　　　　栗田 昂幸

▶ **Part 3. 表皮下水疱を生じる自己免疫性水疱症**
表皮下水疱を生じる自己免疫性水疱症　　　　　　　　　　　氏家 英之
粘膜類天疱瘡　　　　　　　　　　　　　　　　　　　　　　角田 和之
線状IgA水疱性皮膚症　　　　　　　　　　　　　　　　　　栗﨑 道賢ほか
後天性表皮水疱症　　　　　　　　　　　　　　　　　　　　谷口 江利菜ほか

▶ **Part 4. 自己免疫性水疱症の治療**
自己免疫性水疱症の治療　　　　　　　　　　　　　　　　　山上 淳
RTXを使用するPemphigus　　　　　　　　　　　　　　　　辻 麗生ほか
IVIGを使用するBPまたはPV　　　　　　　　　　　　　　　松尾 真帆
血漿交換をするPV　　　　　　　　　　　　　　　　　　　堀川 弘登
AZAの副作用　　　　　　　　　　　　　　　　　　　　　　片山 奨

▶ **Topics**
DPP4/ICIなど薬剤関連　　　　　　　　　　　　　　　　　村松 憲
ラミニンβ4　　　　　　　　　　　　　　　　　　　　　　廣保 翔

連載
● Your Diagnosis！　4月号の解答　　　　　　　　　　　　櫻井 直樹
● Your Diagnosis？　6月号の設問　　　　　　　　　　　　廣保 翔ほか
● 即答組織診断！　　　　　　　　　　　　　　　　　　　　常深 祐一郎
● Photo Essay，No _, No Derma, 病理診断 ほか

※敬称略　※都合によりタイトル・執筆者・内容・掲載順序は変更になる場合があります。

=== 出版社より ===

◆特集「エクリン汗腺のひみつ」はいかがでしたでしょうか．エクリン汗腺に関する最新の知見と，エクリン汗腺が関わる疾患の治療をまとめた特集を組むのは，弊誌では初めてのことです．今号はいつもと違う表紙に驚かれた方もいらっしゃったのではないでしょうか．「羅針盤」で室田先生が書かれているように，「学研まんが ひみつシリーズ」および「学研まんがでよくわかるシリーズ」をイメージした表紙になっています．総論をマンガで構成するのも初めての試みです．ぜひ読者の皆様のご感想をお聞かせください◆次号の特集は「自己免疫性水疱症—診断から治療まで」（責任編集：岐阜大学大学院医学系研究科皮膚科学教室　岩田浩明 先生）です．典型的な疾患に対する診断と治療に始まり，診断困難例や治療困難例の対応について，解説していただいています．ご期待ください！（S）

Visual Dermatology 編集協力者

編集委員は p.394 参照

宇原　久	（札幌医科大学皮膚科）	
山﨑　研志	（東北大学医学部皮膚科）	
仲　弥	（川越市・仲皮フ科クリニック）	
出光　俊郎	（上尾中央総合病院皮膚科）	
石河　晃	（東邦大学医学部皮膚科）	
大久保　ゆかり	（東京医科大学皮膚科）	
梅林　芳弘	（東京医科大学八王子医療センター皮膚科）	
大山　学	（杏林大学医学部皮膚科）	
佐藤　俊次	（杉並区・さとう皮膚科）	
馬場　直子	（神奈川県立こども医療センター皮膚科）	
八田　尚人	（富山県立中央病院皮膚科）	
竹之内　辰也	（新潟県立がんセンター新潟病院皮膚科）	

渡辺　大輔	（愛知医科大学皮膚科）
小寺　雅也	（JCHO中京病院皮膚科）
清島　真理子	（朝日大学病院皮膚科）
藤本　学	（大阪大学医学部皮膚科）
鶴田　大輔	（大阪公立大学医学部皮膚科）
神戸　直智	（京都大学医学部皮膚科）
夏秋　優	（兵庫医科大学皮膚科）
青山　裕美	（川崎医科大学皮膚科）
森田　栄伸	（島根大学医学部皮膚科）
佐野　栄紀	（高知大学医学部皮膚科）
今福　信一	（福岡大学医学部皮膚科）
今山　修平	（福岡市・今山修平クリニック＆ラボ）

次号予告 6

Visual Dermatology
2025 June Vol.24 No.6

特集

特集：自己免疫性水疱症—診断から治療まで

責任編集：岩田 浩明（岐阜大学大学院医学系研究科皮膚科学教室）

→詳細は p.479 参照

広告索引

レオファーマ	表4
日本イーライリリー	表3
鳥居薬品	p.389
ケイセイ	p.390
グラファラボラトリーズ	p.391
マルホ	p.392
科研製薬	p.396
メジカルビュー社	p.423
ジェイメック	p.424

Editor's Sketchbook

編集後記のひみつ

　汗といえば皮膚科医のみならず一般市民にも身近な存在である．"冷や汗が出る"なんぞ，筆者の外来診療で頻発する用語は世間でよく用いられ，近年 SNS で「···（汗）」と表記される有様である．"君にも大いに汗をかいて貰いたい"なんぞ，サウナに行くのかと早合点してはならず，商品券とセットでメデタク永田町となり "額に汗して働く" 庶民には理解しがたい．もっとも，筆者を筆頭に付属器とくに汗を苦手とする皮膚科医も少なくないと思われ，本特集はスキルアップにうってつけである．

　責任編集の室田先生は難解な理論を明解平易に教授する天才である．今回 "ひみつシリーズ" に擬（なぞら）えて「総論」が漫画であることに読者は驚き，新鮮な感覚を持ったであろう．念の為に記すが，"ひみつシリーズ" は学研が誇る教育ツールであり，さまざまな世の中の秘密を漫画で学ぶ学習書である．全国の小学校図書室および公立図書館に配架され教育の一端を担う．まさに学研創立以来の信念と得意手法に則った教育書である．今回筆者が編集後記を仰せつかったのは，何を隠そうマルホ株式会社協力による『皮ふとぬり薬のひみつ』に皮膚科医として登場したことによる．当初筆者は好々爺（こうこうや）のごとく描かれてしまいフンガイしたところ，すぐさま写真が提供され，実物よりはるかに色男が現れ気をよくした．今回の特集では，室田先生も忠実に "ひみつシリーズ" を再現されており，表紙は勿論（もちろん），「総論」で登場するご本人にもぜひ注目いただきたい．ユニークな導入に始まり専門性の高い各論を精読するにつれ，あっという間に汗への理解が深まるであろう．個人的には時々室田先生に皮膚科学における難解なテーマを "ひみつシリーズ" としてご監修いただければ多くの皮膚科医の益となると確信する．筆者の希望は "バイクのひみつ" ？相変わらずお粗末なオチですみません（汗）．

（安部 正敏）

Editorial Staff

編集協力	㈱真興社
表紙・版面デザイン	花本 浩一・永山 浩司 ㈱麒麟三隻館
DTP	㈱真興社，㈲ブルーインク，㈱麒麟三隻館
本文イラスト	㈱真興社，林 よしえ

ヴィジュアル ダーマトロジー
Visual Dermatology
2025 年 5 月号

Vol.24 No.5 May 2025

定価：3,520 円
（本体 3,200 円＋税 10%）

［毎月 1 回 25 日発行］2025 年 4 月 25 日発行

本書の無断転載，複製，複写（コピー），翻訳を禁じます．本書に掲載する著作物の複製権・翻訳権・上映権・譲渡権・公衆送信権（送信可能化権を含む）は株式会社Gakken が管理します．本書を代行業者等の第三者に依頼してスキャンやデジタル化することは，たとえ個人や家庭内の利用であっても，著作権法上，認められておりません．

JCOPY〈出版者著作権管理機構 委託出版物〉
本書の無断複写は著作権法上での例外を除き禁じられています．複写される場合は，そのつど事前に，出版者著作権管理機構（Tel 03-5244-5088，FAX 03-5244-5089，e-mail : info@jcopy.or.jp）の許諾を得てください．

発行人 川畑　勝
編集人 小林　香織
発行所 株式会社Gakken
〒141-8416 東京都品川区西五反田 2-11-8

印刷・製本 株式会社真興社

©Gakken

●この雑誌に関する各種お問い合わせ先
雑誌の内容については https://www.corp-gakken.co.jp/contact/
在庫については Tel 03-6431-1234（営業）
不良品（落丁，乱丁）については Tel 0570-000577
　学研業務センター 〒354-0045 埼玉県入間郡三芳町上富 279-1
上記以外のお問い合わせは Tel 0570-056-710（学研グループ総合案内）

広告に関するお問い合わせは，Gakken 企業営業チームまでお願いします．
e-mail : m-koukoku@gakken.co.jp

※「秀潤社」は，株式会社Gakkenの医学書籍・雑誌のブランド名です．
※「Visual Dermatology／ヴィジュアルダーマトロジー」は株式会社学研ホールディングスの登録商標です．（登録商標第 4626678 号）
学研グループの書籍・雑誌についての新刊情報・詳細情報は，下記をご覧ください．
学研出版サイト https://hon.gakken.jp/

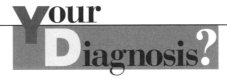

Webで回答

5/20締切

※PCからの応募も可能です．
https://gakken-mesh.jp/
html/your-diagnosis/

2025年5月号解答応募用紙
fax でそのままお送りください

（株）Gakken　Visual Dermatology 編集室 行
fax: 03-6431-1214

◆診　　断：

◆根　　拠：

切取線

フリガナ
お名前
勤務先（ご所属まで詳しくお書きください） 〒
電話　　　－　　　－ fax　　　　－　　　－ e-mail:

※正解者の中から抽選で粗品を進呈いたします．当選者の発表は商品の発送をもって代えさせていただきます．
この回答は，2カ月後に掲載する解答編で使用いたします．
利用目的とお問い合わせ先および発行元情報
①ご記入いただいた個人情報（住所や名前など）は，景品の発送などに使用いたします．
②お寄せいただいた個人情報に関するお問い合わせは，以下URLよりお願いいたします．
　　https://contact.gakken.jp/user/op_enquete.gsp?sid=1&mid=000277oD&hid=5scU5j4hj_0
　（お問い合わせフォーム）
③当社の個人情報保護については当社ホームページ
　　https://www.corp-gakken.co.jp/privacypolicy/
をご覧ください．
④発行元　株式会社Gakken
東京都品川区西五反田2-11-8
代表取締役社長　南條達也
個人情報に関してご同意いただけましたら，お申し込みください．
出題に関するお問い合わせ等は（E-mail: vid-henshu@gakken.co.jp）までお願いいたします．

読者アンケート

（株）Gakken　Visual Dermatology 編集室 行

fax でそのままお送りください

fax: 03-6431-1214

◆ 5 月号の各コーナーに対する感想を番号で，お答えください（複数回答可）.

特集

総論	（　　　　）
Part1〔エクリン汗腺とその環境のひみつ〕	
	（　　　　）
Part2〔身近な臨床に潜むエクリン汗腺のひみつ〕	
	（　　　　）
Part3〔エクリン汗腺の関わる難病のひみつ〕	
	（　　　　）
Your Diagnosis?	（　　　　）
即答組織診断！	（　　　　）
研修医のための皮膚病理診断 Lesson	（　　　　）

```
1）興味がある
2）あまり興味がない
----------------------
3）分かりやすい
4）分かりにくい
----------------------
5）役に立つ
6）あまり役に立たない
```

◆ 今月の特集「エクリン汗腺のひみつ」へのご感想・ご意見

◆ 今後とりあげてほしい特集テーマ

◆ 今後とりあげてほしい記事・トピックス

貴重なご意見をありがとうございました

切取線